皮肤微生态

PIFU WEISHENGTAI

马来记　杨素珍　贾庆文　编著

化学工业出版社

·北京·

内 容 简 介

为了便于读者对皮肤微生态的理解，《皮肤微生态》首先概述了生态系统的结构和功能。在此基础上介绍了微生物菌群的结构和功能及其与宿主相互依赖、相互制约的关系。本书着重介绍了皮肤微生态与健康，皮肤组织结构和功能，皮肤微生物的构成及其影响因素，皮肤微生态与皮肤、机体健康的关系，以及皮肤微生态失衡带来的皮肤问题和疾病。之后，系统地介绍了皮肤微生态与人体生态系统之间的关系，包括皮肤-大脑轴、肠道-大脑轴、肠道-皮肤轴、肠道-皮肤-大脑轴等的关系。此外，还介绍了益生菌、益生元和后生元以及在维护皮肤健康和干预皮肤疾病中的作用。最后，对皮肤微生态的研究进行了展望，主要包括皮肤微生物菌群结构特征对问题皮肤的早期诊断，基于皮肤微生态的科学护肤等。

本书系统介绍了微生态与皮肤健康的关系，总结归纳了益生菌、益生元和后生元平衡皮肤、肠道微生态的途径和方法，可为"口服-外用"维护皮肤健康提供科学依据。本书可供化妆品、护肤美容研发人员参考阅读，也可作为高等院校相关专业的教学参考书。

图书在版编目（CIP）数据

皮肤微生态 / 马来记，杨素珍，贾庆文编著. —北京：化学工业出版社，2021.12（2023.8重印）
ISBN 978-7-122-40388-9

Ⅰ.①皮… Ⅱ.①马…②杨…③贾… Ⅲ.①皮肤-微生物生态学 Ⅳ.①R322.99

中国版本图书馆 CIP 数据核字（2021）第 248587 号

责任编辑：袁海燕　　　　　　　　　　文字编辑：白华霞
责任校对：田睿涵　　　　　　　　　　装帧设计：王晓宇

出版发行：化学工业出版社（北京市东城区青年湖南街 13 号　邮政编码 100011）
印　　装：北京七彩京通数码快印有限公司
710mm×1000mm　1/16　印张 12¼　字数 209 千字　2023 年 8 月北京第 1 版第 4 次印刷

购书咨询：010-64518888　　　　　　　售后服务：010-64518899
网　　址：http://www.cip.com.cn
凡购买本书，如有缺损质量问题，本社销售中心负责调换。

定　价：88.00元

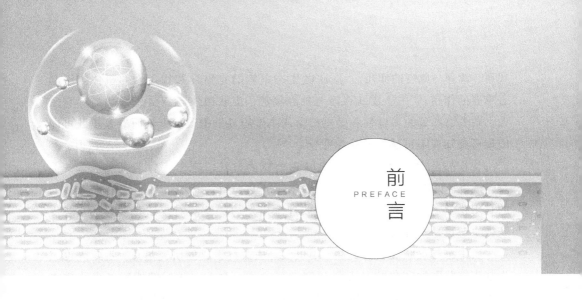

地球，非常神奇，居住万物，彼此之间和谐相处，不断繁衍、进化、发展。处在不同生态位的、形态各异的生物，形成了一个完整的、相对稳定的生态体系。

现代生态学概念的发展，始于16世纪。1866年海克尔（Emst Haeckel）首次提出生态学的定义，阐述了有机体与周围环境之间的关系，标志着生态学作为一门生物学分支学科的诞生。生态学在初期建立和发展阶段，只在个体、种群、群落的水平上阐述生物变化与环境的关系。1935年，英国植物学家坦斯利（A. G. Tansley）首次提出"生态系统"（ecosystem）的概念，认为生物与环境形成了一个不可分割的相互关联和相互影响的整体。

"生态学"一词，在当今社会已经是一个众人皆知的科学术语。人们认识到维护生态系统的完整性、稳态性，是保障人类可持续健康发展的基础。

相对于"生态学"，"微生态"一词稍显陌生。1664年，英国科学家罗伯特·胡克（Robert Hooke）曾用原始的显微镜对生长在皮革表面及蔷薇枯叶上的霉菌进行观察。德国科学家罗伯特·科赫（Robert Koch），在实验室实现了微生物的培养、分离鉴定、灭活、检测等，被称为细菌学之父。20世纪40年代以后，随着生物学技术的发展，如遗传物质发现和认识、基因组学技术的出现等，微生物学与生物学发展的主流融合、交叉，使人们充分认识了微生物生命现象的特性和共性。微生物在生产者（植物）与消费者（动物）之间起着转化者的作用，是生态系统中不可或缺的一环。

皮肤是机体内环境与外环境分割的界面，是保护机体免受外界有害因素入侵的第一道天然屏障。微生物在皮肤上定植、生存，起到了一定的协助机体代谢、营养、免疫的作用。 皮肤微生态系统的完整性和稳定性对机体健康起着重要的作用。 由于皮肤直接与外界接触，皮肤微生态遭受外环境的影响较大，微生物群落的多样性和某些群落的丰度容易发生改变，从而导致皮肤可能出现可感知或不可感知的病理变化。

化妆品是指以涂擦、喷洒或其它类似的方法，施于人体表面（皮肤、毛发、指甲、口唇等），以达到清洁、消除不良气味、护肤、美容和修饰等目的的日用化学工业产品。 从传统护肤理念出发的护肤品对皮肤是友好的，对皮肤微生态也是友好的。

微生态与皮肤健康的关系，不仅仅是生命科学界的研究热点，近年来也成为临床皮肤医学和化妆品业界研究的核心点，为此，我们特撰写《皮肤微生态》一书，以介绍与微生态相关的基本概念，微生态与皮肤健康的关系，为化妆品皮肤科学研究提供参考。 本书包括七章：第一章介绍了皮肤微生态及生态学的基本概念，以助读者了解生态的完整性、稳定性以及对人类健康的重要性；第二章、第三章，分别介绍了微生物菌群与皮肤健康、微生物菌群与皮肤组织结构之间的关系，即它们之间是如何建立共生、共存、彼此之间相互影响的生态关系的；第四章，介绍了皮肤微生态与人体系统的关系，对皮肤健康的日常护理具有一定指导意义；第五章，介绍了益生菌、益生元等，以及当前益生菌发酵工程技术，以了解化妆品微生物来源原料的研究和制造。 第六章和第七章，介绍了当前微生态制剂在化妆品中应用的现状，及未来皮肤微生态的发展前景。

微生态与皮肤健康是一个崭新的研究领域，科学报道相对较少，微生物制剂在化妆品中应用并不广泛，当然还有许多没有进入作者视野的资料，因此用于本书撰写可参考的素材有限，书中可能出现疏漏、用词不当等，敬请指正。

本书由上海应用技术大学马来记和山东福瑞达生物股份有限公司杨素珍、贾庆文编著。 李燕、韩婷婷、邵丽、王伟、姜姗姗、刘三岭等进行了文献收集和整理，刘玉亮对文稿进行审阅并提出了宝贵建议，特此致谢。

编著者

2021 年 10 月

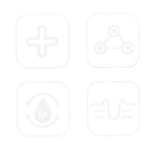

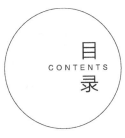

目 录
CONTENTS

第一章　皮肤微生态基础　　　　　　　　　　　001

　第一节　皮肤生态系统　　　　　　　　　　001
　　一、生态系统　　　　　　　　　　　　　001
　　二、地球生态系统和人体生态系统　　　　002
　　三、皮肤生态系统　　　　　　　　　　　003
　第二节　生态系统基础　　　　　　　　　　004
　　一、生态系统的组成与功能　　　　　　　004
　　二、生态平衡　　　　　　　　　　　　　005
　　三、生态学研究内容　　　　　　　　　　006
　第三节　微生态学基础　　　　　　　　　　007
　　一、微生物学　　　　　　　　　　　　　007
　　二、微生态学　　　　　　　　　　　　　015
　　三、微生态学研究方法　　　　　　　　　022

第二章　皮肤微生物　　　　　　　　　　　　031

　第一节　皮肤结构　　　　　　　　　　　　031
　　一、皮肤的表面　　　　　　　　　　　　032
　　二、皮肤组织结构　　　　　　　　　　　032
　　三、皮肤功能　　　　　　　　　　　　　037
　第二节　皮肤微生物菌群概述　　　　　　　048
　　一、认识皮肤微生物菌群的里程碑　　　　048

二、皮肤微生物菌群   049

第三节　微生物菌群之间的相互关系　062

一、微生物菌群之间相互作用的基本类型   062

二、细菌-细菌相互作用   063

三、病毒-细菌相互作用   064

四、细菌-真菌相互作用   064

五、皮肤微生物菌群之间的相互作用   065

第四节　影响皮肤微生物菌群的因素　066

一、气候（温度和湿度）   066

二、种族和地理区域   067

三、年龄   067

四、性别   070

五、部位   071

六、皮脂和汗液   072

七、皮肤 pH 值   073

八、氧和二氧化碳   074

九、紫外线   074

十、护肤和个人卫生   074

第三章　皮肤微生态与健康　076

第一节　皮肤与微生物菌群的相互关系　076

一、皮肤对微生物菌群的影响   076

二、微生物菌群对皮肤的影响   078

第二节　皮肤微生态与皮肤疾病　081

一、痤疮   082

二、银屑病   085

三、特应性皮炎   086

四、尿布疹   088

五、头皮屑   090

六、脚气   091

七、体味 092

八、敏感皮肤 093

第四章 皮肤生态系统与机体生态系统 096

第一节 皮肤-大脑轴 097

一、人体下丘脑-垂体-肾上腺轴 097

二、皮肤-大脑腺轴 100

三、皮肤微生物菌群与神经调节 103

四、皮肤瘙痒的皮肤-大脑轴例证 104

第二节 肠道-大脑轴 106

一、肠神经系统 107

二、肠道-大脑轴 107

三、肠道-大脑轴与机体健康例证 109

第三节 肠道-皮肤轴 111

一、肠道微生态与银屑病 111

二、肠道微生态与特应性皮炎 111

三、肠道微生态与白塞氏综合征 112

四、肠道微生态与过敏 112

第四节 肠道-皮肤-大脑轴 113

一、肠道-皮肤-大脑轴 113

二、影响肠道-皮肤-大脑轴的因素 115

第五章 益生菌和益生元与人体生态系统 119

第一节 益生菌 119

一、益生菌与健康 119

二、益生菌作用机制 121

三、益生菌安全性 130

四、益生菌与皮肤健康 131

第二节　益生元 134

一、益生元的概念 134

二、益生元与健康 138

三、益生元配方奶 142

四、益生元与皮肤护理 142

第三节　合生元 143

第四节　后生元 144

一、后生元概念 144

二、后生元的种类 145

三、后生元的作用机制 146

四、后生元的应用 147

第五节　益生菌、益生元与发酵工程 149

一、发酵 149

二、发酵技术与发展 150

三、益生菌、益生元与发酵 153

第六章　皮肤健康与微生态护肤 156

第一节　皮肤健康与衰老 156

一、皮肤类型 157

二、皮肤衰老 157

第二节　化妆品与皮肤微生态 163

一、生物技术与化妆品 163

二、微生态技术与化妆品 166

三、维护皮肤微生态 167

第七章　皮肤微生态研究展望 169

第一节　对皮肤微生态的认识，使皮肤问题复杂化 169

一、大体微生态将改变对健康的认识 169

二、微生态与皮肤健康 171

第二节　皮肤微生物菌群与皮肤健康诊断 172

一、皮肤微生物菌群作为"菌群指纹" 172

二、皮肤微生物菌群在疾病预防中的应用 172

三、皮肤微生物组学在皮肤病预防中的应用 174

四、皮肤微生物组学指纹预测模型的机遇和挑战 175

第三节　皮肤微生态与科学护肤 175

一、皮肤微生态化妆品概念 176

二、皮肤益生菌和益生元的认识 176

三、皮肤-肠道-大脑轴为内服外用提供理论依据 177

参考文献 178

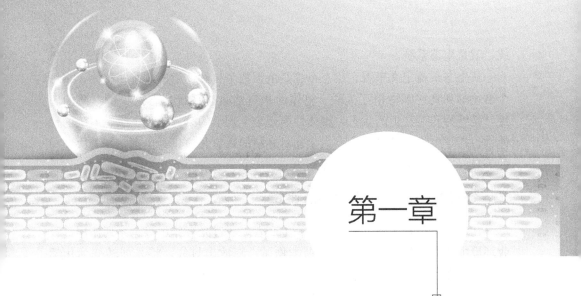

第一章

皮肤微生态基础

皮肤和其上的微生物构成了一个微型生态系统，其具有多样的生态位，例如前臂的"沙漠"、头皮的"凉爽森林"和腋窝的"热带森林"。为了更好地理解皮肤微生态概念，首先从了解生态学和微生态学开始。

第一节
皮肤生态系统

一、生态系统

生态系统（ecosystem）是由生物群落及其生存环境共同组成的动态平衡系统。生物群落由自然界一定范围或区域内互相依存的一定种类的动物、植物、微生物等组成。不同生物种群的生存环境，包括非生物环境和生物环境。非生物环境又称无机环境、物理环境，如各种化学物质、气候因素等；生物环境又称有机环境，如不同种群的生物。生物群落与其生存环境之间以及各生物群落内不同种群生物之间，不断进行着物质交换和能量交换，并处于互相作用和互相影响的动态平衡之中。由生物群落与其生存环境共同构成的动态平衡系统，就是生态系统。

从生态系统定义来看，生态系统是由无数个自然物组成的统一整体，每一个事物都和其它事物相互关联。整体性是自然生态系统最普遍、最本质的属性，是维持和谐共生的状态，整体性原理是生态学的第一原理。生态系统的整体性包括了生物与环境的统一，生物对环境的适应和演化，生态系统层次结构的等级、功能和结构的统一，等等。

二、地球生态系统和人体生态系统

在地球生态系统中，植物是第一生产者，通过光合作用等一系列作用，吸收环境中的二氧化碳和水，生产糖类物质，释放出氧气，将光能转变为化学能，储存在植物体内。动物是消费者，一部分动物通过直接摄取植物为生，而另一部分动物则通过捕食其它动物为生，通过消化道中的酸、碱、消化酶以及微生物进行消化作用，形成机体可吸收的物质。微生物作为分解者，不仅在机体食物消化、分解过程中扮演重要角色，还负责将生产者与消费者死亡后的残体分解成为小分子有机物，使之重新成为生产者的养分，形成循环。现代科学研究表明，微生物也具有光合作用的能力，这使自然界中的微生物、植物和动物之间的相互依存关系变得更为复杂。

生物群落中各物种之间的相互作用或相互关系，称为种间关系。生物的种间关系通常是围绕物质、能量、信息和栖所等方面来展开的，十分复杂。例如，两种生物共居在一起，对双方都有一定程度的利益，但彼此分开后，各自又都能够独立生活。

生物与环境之间的关系也非常密切。一方面，生物的生命活动依靠环境得到物质和能量，得到信息和栖所，生物离不开环境；另一方面，生物的生命活动又不断地改变着环境的存在状况，影响着环境的发展变化，即生物改造环境。生物与环境是一个不可分割的整体。

地球生态系统由陆地生态系统、海洋生态系统和大气生态系统三部分组成，三部分之间相互依赖相互影响。地球生态系统完整性、稳定性是地球上各物种正常生存的基础。

人体是自然界中相对独立的个体，人体内时刻都在进行着各种物质和能量的交换和反应。人体内还存在着多种微生物，它们以人体作为生存基础，在与人共生的同时，发挥着许多不可替代的作用。所以，也可以将人体视为一个小的生态系统。

三、皮肤生态系统

皮肤，是人体最大的器官，直接暴露在环境中，是保护人体不受外界因素侵害的屏障。人体的皮肤有光洁的区域，有皱褶，也有毛发覆盖的地方。即使是光洁区域的皮肤，在显微镜下也可见大小、粗细、深浅不一的"沟壑"和"嵴"（图1-1）。皮肤有汗腺、皮脂腺，源源不断地向皮肤表面分泌汗液和油脂。由此皮肤存在不同的微环境，有"沼泽地"，有"平原"，也有"热带雨林"。皮肤表面比人体核心的温度低，汗液和皮脂使皮肤呈微酸性，新陈代谢使得皮肤表皮角质细胞不断脱落，是微生物居住的适合环境。皮肤表面居住着众多微生物，生存于皮脂腺区域（包括面部和背部等）、潮湿区域（包括脚趾/手指蹼间隙和腋窝等）、干燥区域（包括前臂和臀部等）不同位置的微生物群落，具有各自不同的属，可以认为它们占据不同的生态位，这使得皮肤可以被认为是一个生态系统。

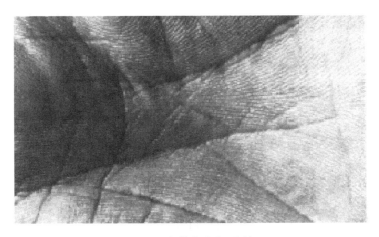

图1-1　人体皮肤表面局部

微生物之间的营养和空间竞争、共生微生物和宿主细胞产生抗菌肽（antimicrobial peptides，AMPs）以及共生微生物对宿主免疫反应的调节，维持了皮肤不同区域的群落组成平衡。例如，皮肤共生表皮葡萄球菌被报道通过模式识别受体介导的干扰抑制皮肤炎症来调节固有免疫反应。皮肤的基本免疫功能是由皮肤和微生物共同控制的。越来越多的证据表明，共生的皮肤微生物群落参与皮肤和机体先天性和适应性免疫。

第二节
生态系统基础

早期生态学（ecology）定义为研究生物与其生活环境相互关系的科学，而现代生态学定义为研究生命系统与环境系统之间相互作用规律和机理的科学。生命系统指自然界具有一定结构和调节功能的生命单元，如动物、植物和微生物。环境系统一般指自然环境系统，包括自然界的光、热、空气、水以及各种有机物、无机物，及其相互作用等。

一、生态系统的组成与功能

（一）生态系统的组成

生态系统由生物成分和非生物成分组成。其中生物成分包括①以绿色植物为主的生产者，②包含各类动物的消费者，③由细菌和真菌等微生物构成的分解者。

非生物成分指各种环境要素，包括温度、光照、大气、水、土壤、有机物和无机物等。

（二）生态系统的功能

生态系统有三大功能：能量流动、物质循环、信息联系。

1. 能量流动

能量流动是通过食物链或食物网进行的。

食物链是指各种生物以食物为联系建立起来的单向链状关系。如捕食性食物链，以生产者为基础，其结构形式是：植物→食草动物→食肉动物→人类。再如，寄生性食物链，以动物、昆虫和微生态为基础，其结构形式为：鼠→跳蚤→鼠疫病菌→人体感染。

在一个生态系统中，食物关系往往很复杂，各种食物链相互交错，形成食物网，是一个整体。破坏其中任何一个环节，都有可能造成原有生态平衡的破坏。

食物链还具有"生物富集"作用。一个有害成分随着食物链的逐级传递，在生物体内的浓度不断增加，越是居于食物链顶端的生物，其体内有害物质的浓度越高，这种现象称为生物富集。如，海水中的汞含量仅有十亿分之一，通过海水中食物链，藻类→小蚤→小鱼→大鱼，35 天以后大鱼体内的汞含量可以达到海水中汞浓度的 800 倍。

2. 物质循环

物质循环同样是通过食物链或食物网来完成的。主要循环的物质为：氢元素（H）、氧元素（O）、碳元素（C）、氮元素（N）、磷元素（P）等。

3. 信息联系

信息联系，可以分为三种形式：化学信息联系、物理信息联系和行为信息联系。

（1）化学信息联系

生物在特定的环境下分泌化学物质，在个体和种群之间进行信息传递。化学信息联系对集群活动的整体性和集群整体性的维持，具有重要的意义。

（2）物理信息联系

物理信息是指通过声音、颜色和光等物理现象传递的信息。

（3）行为信息联系

通过自己的各种行为向同类发出识别、威吓、求偶和调整等信息的过程，称为行为信息联系。

（三）生物多样性

生物多样性，是指生物之间的变异性、多样性以及生物与环境之间的复杂关系。换句话说，生物多样性就是指地球上所有具有生命形式物体的总和，包括动物、植物及微生物在内的所有物种。生物多样性是人类赖以生存的基础，不仅给人类和社会提供丰富的食物、能源、药物以及部分工业原料，而且在维持生态平衡、调节气候、水土保持等方面也发挥着举足轻重的作用。生物多样性一般可以分为三个层次，生态系统多样性、物种多样性和遗传多样性。生物多样性将生态系统、物种、遗传基因与生态环境有机地联系在一起。

二、生态平衡

（一）生态平衡的概念

生态系统发生、发展直至成熟，其结构和功能，包括生物种类的组成、各种群的数量和比例，以及物质和能量的输入输出等，都处于相对稳定的状态，这种状态称为生态平衡。

（二）生态平衡的特点

生态平衡的特点如下：①生态平衡是一种相对的、暂时的动态平衡，由生态系统内部的自动调节能力所致。②生态系统的结构越复杂、组成成分越多，物质和能量的传递和转化途径就越多，调节能力就越强，平衡则易于保持。反之，调节能力越弱，平衡就越不容易保持。③生态系统的变化和发展，是在不平衡→平衡→不平衡中的物质和能量流动中进行的。

（三）生态平衡紊乱

生态平衡的紊乱表现在结构上失衡和功能上失衡。

1. 结构上失衡

生态平衡的紊乱，首先表现在一级结构缺损和二级结构变化。一级结构缺损，如森林生态系统由于毁林开荒，使原有的生产者消失→森林生态系统崩溃；二级结构变化，如草原生态系统长期超载放牧，使生产者种类改变→草原生态系统崩溃。

2. 功能上失衡

生态平衡失调表现在功能上的标志，包括能量流动受阻和物质循环中断。

（四）影响生态平衡的因素

影响生态平衡的因素分为自然因素和人为因素。其中自然因素主要是指自然界发生的异常变化，或者自然界本来就存在的对人类和生物有害的因素，如火山爆发、海啸、干旱、洪水、地震、台风、瘟疫等不可抗拒的自然灾害。人为因素主要是指人类对自然的不合理利用、工农业发展带来的环境污染等，是当今世界所面临的干扰生态平衡的最严重的因素。

三、生态学研究内容

生态学包括宏生态学和微生态学。

宏生态学（macroecology）是生态学的一个分支，研究有机体与环境的关系，包括：①生态"粒子"变量的统计分布格局，这些生态"粒子"既指种群内的个体，又指局部、区域种群或大陆生物区中的物种；②有机体的生态特征，包括个体大小、种群密度、分布范围等，这些特征反映了有机体对空间和营养的占有和利用情况；③分类与生态学相似性的有机体间的相互作用和关系。宏生态学研究的空间尺度从小范围区域到全球，时间尺度从几十年到百万年，既是经验性的又是理论性的，既是归纳性的又是推论性的。

宏生态学的应用主要表现在：①对物种濒危程度和绝灭可能性的评价，如濒危程度与个体大小和分布区的关系等；②热点地区的确定、保护区的设计和管理，如物种多样性的时空格局、个体大小频次分布；③外来物种问题及生物圈的监测，如物种组成规律等的应用；④人类活动对物种的影响评价，特别是对物种地理分布格局的影响，如空间格局、地理分布等；⑤全球物种数量的估计和预测，如生物类群的协同变化、物种与高级分类单元的关系等；⑥生态恢复过程中物种多样性的恢复和调控等，如物种组成规律、物种-面积关系等。

微生态学将在下文阐述。

第三节
微生态学基础

微生态学是研究微生物群落的结构、功能及其与宿主相互依赖、相互制约关系的科学。微生物是微生态学的主要研究对象。

一、微生物学

（一）微生物定义

微生物（microorganism）是肉眼难以看清，需借助显微镜才能观察到的微小生物的总称。"微生物"是俗称，没有分类学上的意义。

微生物学（microbiology）是生物学的分支学科之一。它是在分子、细胞或群体水平上研究各类微小生物（细菌、放线菌、真菌、病毒、立克次氏体、支原体、衣原体、螺旋体、原生生物及藻类等）的形态结构、生长繁殖、生理代谢、遗传变异、生态分布和分类进化等生命活动的基本规律，并将其应用于工业发酵、医学卫生和生物工程等领域的科学。微生物学是研究各类微小生物生命活动规律和生物学特性的科学。

（二）认识微生物历程

人类在利用自然、战胜自然的过程中逐渐对微生物有了了解。在主动认识微生物时，人们起初的目的是为了战胜疾病或瘟疫，而后慢慢从为治疗和控制疾病演变为延年益寿再到如今的保持健康等。

1. 认识的朦胧阶段

对微生物的认识，是人类从社会生产、保障人类健康过程中逐渐了解到的。我国谷物酿酒历史悠久，新石器时代原始农业出现以后，我国原始先民就已经掌握了谷物酿酒技术。距今8000多年的红山文化分布区的查海遗址，考古发掘表明当时已经进入到原始农业经济时代。随着考古证据显示，查海人已经掌握了谷物酿酒技术。4000年前埃及人已经学会烘制面包和酿制果酒。2000年前，我们的祖先就知道压青施肥，发明了酿制酱油、醋，使用酒曲治疗疾病，将微生物用于生产、生活和治疗疾病；东汉末年的"神医"华佗就已经知道"割腐肉以防传染"。

16世纪，古罗马医生G. Francastoro认为疾病是由肉眼看不见的生物引起的。

2. 认识的具象化阶段

1664年，英国科学家罗伯特·胡克（Robert Hooke），用原始的显微镜对生长在皮革表面及蔷薇枯叶上的霉菌进行观察。1683年，荷兰科学家安东尼·范·列文虎克（Antony van Leeuwenhoek），首次观察到了细菌。

法国科学家路易斯·巴斯德（Louis Pasteur，1822—1895）是现代微生物学的奠基人，在微生物学方面做出了突出贡献：①发现并证实发酵是由微生物所引起的；②证明了传染病是由微生物引起的，并发展了60～65℃短时间加热处理杀死有害微生物的方法，后人称之为巴氏消毒法。③证明通过特殊培养方式，可使微生物转变为防病的疫苗，并成功研制出多种疫苗。

德国科学家罗伯特·科赫（Robert Koch，1843—1910），是世界上病原细菌学的奠基人和开拓者，他的主要贡献有：①创立了固体培养基划线分离纯种法；②发明了细菌照相法；③在世界上首次证明了一种特定的微生物是引起一种特定疾病的病原；④发现了炭疽杆菌是炭疽病的病原菌；⑤发现了结核病的病原菌，为此获得了1905年的诺贝尔奖；⑥制定了证明某种微生物是某种疾病病原体的基本原则，即著名的科赫法则；等等。

科赫法则：①在相同病例中都出现这种微生物；②要从寄主分离出这样的微生物并在培养基中培养出来；③用这种微生物的纯培养接种健康而敏感的寄主，同样的疾病会重复发生；④从试验发病的寄生宿主中能再度分离培养出这种微生物。

3. 对微生物生命本质的认识

20世纪40年代以后，随着生物学技术的发展，如基因测序、聚合酶链反应技术的出现等，微生物学与生物学发展的主流融合、交叉，获得了全面、深入发展。同时，由于微生物有自己的特点，使其成为生物学研究的"明星"。

微生物究竟是"敌"是"友"？曾是科学家们争论的问题。后来大量的科学研究证实，绝大多数微生物对人类是友好的！

微生物是自然界物质循环的关键环节。体内的正常菌群是人以及动物健康的基本保证，其作用是帮助消化，合成必需的营养物质，调节某些生理功能，训练免疫系统等。微生物可以帮助人们生产制造民生用品，如有机酸、酶、药物、疫苗、面包、奶酪、啤酒、白酒、酱油等。21世纪，以基因工程为代表的生物工程技术的大量使用，将进一步体现微生物对人类的贡献。

而少数有害微生物侵犯人体，致病，为人类的"敌人"！如天花病毒、鼠疫耶尔森菌、禽流感病毒、麻风分枝杆菌、艾滋病病毒、梅毒螺旋体等。

可以说，微生物与人类关系的重要性，怎么强调都不过分。也可以看出，微生物是一把十分锋利的双刃剑，在给人类带来巨大利益的同时，也带来了"残忍"的破坏。

（三）微生物的种类

按生物结构和形态，微生物可分为细胞型微生物和非细胞型微生物。细胞型微生物又分为原核微生物和真核微生物。原核微生物，都是单细胞生物，主要包括细菌、放线菌、立克次氏体、支原体、衣原体、蓝细菌、古细菌、绿藻等。真核微生物：单细胞——原生生物、单细胞真菌、单细胞原核藻类；多细胞——多细胞真菌、微型后生动物、黏菌、多细胞藻类等。非细胞型微生物：病毒、亚病毒（类病毒、朊病毒、拟病毒）。

按形态分类，例如细菌可以分为球菌、杆菌、螺旋菌，参见图1-2。

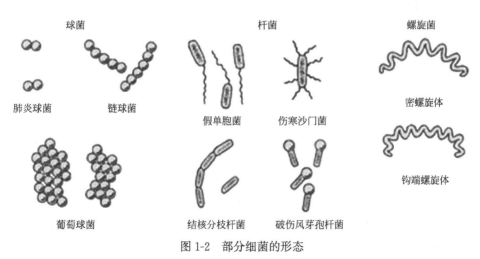

图 1-2　部分细菌的形态

根据 Woese 三原界分类系统，微生物可分别属于：①真核生物原界——原生生物、真菌、动物和植物；②古细菌原界——产甲烷细菌、极端嗜盐菌和嗜热嗜酸菌；③真细菌原界——除古细菌外的其它原核微生物。

（四）微生物的五大共性

微生物的五大共性：体积小、比表面积大（最基本特征），吸收多、转化快，生长旺、繁殖快，适应强、变异频，分布广、种类多。

1. 体积小、比表面积大

微生物的体积小、比表面积大，其尺寸的常用单位为微米或纳米。如杆菌的平均长度为 $2\mu m$，1500 个杆菌首尾相连，相当于一粒芝麻的长度。比表面积＝表面积/体积或质量。如果以人的比表面积定为 1 作为对照，那么大肠杆菌为 30 万。微生物这样大的比表面积，特别有利于它们与周围环境进行物质、能量和信息交换，微生物的许多属性均与此有关。

2. 吸收多、转化快

吸收多、转化快的特性为微生物的高速生长繁殖和生成大量代谢产物提供了充分的基础。微生物获取营养的方式多种多样，纤维素、木质素、甲壳素、角蛋白、石油、甲醇、天然气、塑料、酚类、氰化物等各种有机物均可被微生物利用。微生物超大的比表面积非常有利于其与外界进行物质交换，加强了新陈代谢。如大肠杆菌，在合适条件下，每小时可以消耗相当于自身重量 1000～10000 倍的糖，而地鼠每天只消耗与体重等重的粮食。由此可见微生物代谢效率之高。

3. 生长旺、繁殖快

例如，一个大肠杆菌重约 $10^{-12}g$，平均 20min 繁殖一代。利用微生物的这一特性可以实现发酵工业的短周期、高效率生产。

4. 适应强、变异频

微生物均有较强的适应性。①抗热：自然界中细菌生长的最高温度可以达到 110℃以上。②抗寒：有些微生物可以在 $-12℃ \sim -30℃$ 的低温下生长。③抗酸碱：细菌可耐受环境酸碱度的 pH 范围在 0.5～13。④耐渗透压：某些细菌在蜜饯、腌制品、饱和盐水（NaCl 含量约 36%）中也能够生长。⑤抗压力：有些细菌可以在 1400atm（1atm＝101325Pa）下生长。任何有其它生物生存的环境中，都能找到微生物。而在其它生物不可能生存的极端环境中也有微生物存在。

微生物的适应性强，故此很多细菌都可以非常方便地进行人工培养。但是，微生物变异频繁，正常状态下突变率为 $10^{-10} \sim 10^{-5}$，可在化学因素（如抗生素）或物理因素（射线）的作用诱导下发生变异。利用这一特点，可以对微生物进行筛选，从而服务于人类。

5.分布广、种类多

在自然界，如土壤、水体、空气中，动物植物体内和体表等，都生存着大量微生物。如在数十千米的高空、几千米的地下、常年封冻的冰川中都存在微生物。例如，自然杂志（Nature，2000，407：897-900）曾报道 25 亿年前的世界上最古老的活性菌（芽孢）。

微生物的种类繁多，不仅是指微生物种数多，还包括它们的生理代谢类型多、代谢产物种类多、遗传基因类型多和生态类型多。

（五）微生物学的分支

微生物学作为生物学的分支学科，是在分子、细胞或群体水平上研究微生物形态结构、生理生化、遗传变异、生态分布和分类进化等生命活动规律的科学，广泛应用于工业发酵、科学研究、药物生产、医学卫生和生物工程等领域。随着科学技术的发展，人们认识微生物的能力得到加强，微生物学的研究内容逐渐进行分化，已经形成了基础微生物学和应用微生物学两大类，根据研究内容的侧重面和层次的不同，又分为许多分支科学，不断形成新的科学和研究领域。

1.基础微生物学

基础微生物学主要研究微生物不同类群的形态、结构和功能；微生物的营养代谢和生长繁殖、分类鉴定、生态分布和遗传特性等。基础微生物学有如下几个分支。

按照研究对象的不同，可以将基础微生物学分为细菌学、真菌学、病毒学、原生生物学、藻类学等。

按照过程和功效的不同，可分为微生物生理学、微生物遗传学、微生物生态学、微生物分子生物学、微生物基因组学、细胞微生物学等。

按照生态环境的不同，可分为土壤微生物学、环境微生物学、水域微生物学、宇宙微生物学、人体微生物学。

按照与疾病的关系，可分为医学微生物学、微生物免疫学、微生物流行病学。

医学微生物学（medical microbiology）是一门医学的基础学科，主要研究病原微生物的生物学性状、传染致病的机理、免疫学的基本理论、诊断技术和特异性防治措施等，以达到控制和消灭传染性疾病以及与微生物有关的免疫性疾病，保障人类健康的目的。微生物免疫学，主要阐明病原微生物和宿主机体相互作用的一般规律，传染病的特异性预防、诊断和治疗，并叙述非传染性免疫的有关机理。微生物流行病学是研究疾病分布规律及影响因素，借以探讨病因，阐明流行规律，制订预防、控制和消灭疾病的对策和措施的科学，它是预防医学的一个重要学科。

2. 应用微生物学

应用微生物学又称为微生物生物技术，通常定义为利用活的微生物体来生产对人类有益的产品。

按照技术与工艺的不同，可分为分析微生物学、微生物技术学、发酵微生物学、微生物工程学。

按照应用的不同，可分为工业微生物学、农业微生物学、植物微生物学、医学微生物学、药用微生物学、兽医微生物学、乳品微生物学、食品微生物学、酿造学及抗生素、预防微生物学等。

微生物工程学（microbiological engineering），是以微生物学、生物化学和生物工程学为基础，又与工程技术紧密联系在一起而建立的一个完整的科学与工程技术体系。

工业微生物学（industrial microbiology）主要指的是从来源于自然界的大量微生物中分离并筛选出有用菌种，再加以改良、贮存，并待用于生产的科学。

（六）人体微生物

人体微生物包括细菌、病毒、真菌以及小型原生生物。人体微生物中细菌数量最多，研究也比较深入。

人类生活在一个到处都有微生物存在的世界里，自出生 1～2h 后即可从体内分离出细菌。成人凡与外界接触或相通的部位都有微生物菌群的存在，其数量高达 10^{14}，约为人体总细胞数的 10 倍；总重约 1271g，在胃肠道 1000g，皮肤 200g，口、肺、泌尿生殖器官各 20g，鼻 10g，眼 1g。鉴于人体各个系统所具有的生境差异，微生物的分布以及其与宿主之间的相互作用存在差异。

（1）皮肤微生物菌群

皮肤表面与外界相通，处于对外环境开放和半开放的状态，不仅有常居菌群，还有暂居菌群。皮肤表面常居的微生物菌群，主要是革兰氏阳性细菌（Gram positive bacteria，G^+），包括葡萄球菌、丙酸杆菌、类白喉棒状杆菌和铜绿假单胞菌等，其中优势菌群为丙酸杆菌和表皮葡萄球菌。皮脂腺内寄生的丙酸杆菌可将皮脂中甘油三酯分解成游离脂肪酸，对皮肤表面的金黄色葡萄球菌（*Staphylococcus aureus*）、链球菌属（*Streptococcus*）细菌、白假丝酵母菌（*Candida albicans*）和皮肤癣菌（*Dermatophytes*）有一定抑制作用。表皮葡萄球菌能分泌自溶酶，可溶解一些潜在致病菌和过路菌，对保持常居菌群的稳定性及维持微生态平衡起重要作用。皮肤上唯一的革兰氏阴性细菌为不动杆菌属（*Acinetobacter*）的细菌，存在于比较潮湿的皮肤表面，如脚趾缝之间。

（2）口腔微生物菌群

口腔中主要的微生物菌群有革兰氏阳性细菌、革兰氏阴性细菌（Gram negative bacteria，G⁻）和某些酵母菌，其中链球菌所占的比例较大，这些菌群能够发酵糖类产生乳酸，某些链球菌还与形成牙斑有关。葡萄球菌属和微球菌属（*Micrococcus*）所占的比例较低，革兰氏阴性的专性厌氧球菌韦荣球菌属（*Veillonella*）数目较大，放线菌（*Actinomyces*）、革兰氏阴性的好氧菌和白假丝酵母也存在于口腔中。另外，口腔中还有丝杆菌属（*Bacterionema*）、罗氏菌属（*Rothia*）和纤毛菌属（*Leptotrichia*）等属细菌。口腔拟杆菌（*Bacteroides oralis*）是颊、硬腭黏膜上最常见的正常菌群，约占该部位可培养菌总数的60％；缓症链球菌（*Streptococcus mitis*）也是口腔链球菌的主要菌群。唾液链球菌（*Streptococcus salivarius*）和革兰氏阳性丝状杆菌是舌背的优势菌。龈沟优势菌群是革兰氏阳性球菌，约占可培养菌总数的70％，从龈沟也常分离出韦荣球菌和口腔拟杆菌。正常成人唾液可培养菌总数为6×10⁹个/mL，唾液链球菌、口腔链球菌是唾液的优势菌，约占50％，其中以唾液链球菌和缓症链球菌最多见。

（3）胃肠道微生物菌群

胃肠道中的微生物其数量占了人体总携带量的78.7％，由300～500种微生物组成，包括厌氧菌、兼性厌氧菌、好氧菌等，其中专性厌氧菌达97％～99％以上。

由于胃酸的影响，胃内细菌的种类和数目较少，通常小于10³个/mL。但在胃中仍可分离出乳酸杆菌、酵母菌（Yeast）、链球菌、葡萄球菌等，但只有乳酸杆菌能被大量分离出来。近年发现，幽门螺杆菌（*Helicobacter pylori*）与上皮细胞保持密切的联系，认为是原籍菌群，但它与溃疡病等疾病的关系密切，故不属于正常菌群。

小肠是个过渡区，肠液流量大，足以将细菌在繁殖前冲洗到远端回肠和结肠；十二指肠正常菌群与胃相似；空肠菌群浓度一般小于 10^5 个/mL，主要为革兰氏阳性的需氧菌；而回肠末端细菌浓度为 $10^3 \sim 10^7$ 个/mL，并且革兰氏阴性杆菌数量超过革兰氏阳性杆菌。大肠细菌的数量远超过小肠细菌，达 $10^{11} \sim 10^{12}$ 个/mL。这主要是由于结肠内容物移动缓慢所致的，且大肠内环境呈中性或弱碱性，有利于细菌大量繁殖。

定居于胃肠道的菌群按照对宿主的作用可分为 3 类。

① 共生型，为专性厌氧菌，是肠道的优势菌群，如双歧杆菌、类杆菌等，这些细菌对宿主有益无害。

② 条件致病菌，以兼性厌氧菌为主，如肠杆菌属（*Enterobacter*）、肠球菌属（*Enterococcus*）等。在正常情况下，由于微生态环境处于平衡状态，这些细菌数量少，不会致病，而且是维持微生物菌群生态平衡的必要组成部分。但在病理情况下，这些细菌数量异常增多，引起发病。

③ 病原菌，大多为过路菌群，长期定植的概率小。生态平衡时这类细菌数量少，不会致病，但数量超出正常水平，就会引起人体发病，如假单胞菌等。

(4) 呼吸道微生物菌群

在鼻腔、咽喉及扁桃体部位经常可分离到类白喉杆菌、葡萄球菌、肺炎链球菌（*Streptococcus pneumonias*）、溶血性链球菌（*Streptococcus hemolyticus*）及流感嗜血杆菌（*Haemophilus influenzae*）等。健康人的鼻液中平均存在着葡萄球菌 1.6×10^6 个/mL、厌氧性乳酸杆菌 6×10^6 个/mL，但人的鼻窦是无菌的。在健康人的呼吸道，气管和支气管在无感染时，只有少量的细菌，细小支气管以下的部分及肺泡和胸腔中是无菌的。在健康人气管、支气管黏膜上则没有永久的细菌定居。

(5) 泌尿生殖道微生物菌群

人的阴道是一个完整的微生态系统。主要的常居菌有乳酸杆菌、表皮葡萄球菌、大肠杆菌、梭状杆菌（*Bacterium fusiformis*）、粪链球菌（*Enterococcus faecalis*）等。健康妇女阴道排出物中，厌氧菌与需氧菌的比例为 5∶1，菌数可达 8×10^7 个/mL。

健康妇女阴道常居真菌是白假丝酵母菌，常分离出疱疹病毒-2 型（herpes simplex virus type 2，HSV-2）和巨细胞病毒（*Cytomegalovirus*）；说明这些微生物与其它常居菌群之间有共生关系。

主要的过路菌有金黄色葡萄球菌、肠杆菌、丙酸杆菌、消化链球菌、韦荣球菌等。

孕妇阴道菌群中大肠杆菌、消化链球菌、类杆菌的检出率低。孕妇阴道中乳酸杆菌、白假丝酵母菌、丙酸杆菌等分离率都高于健康妇女，显示在分解糖原、保持阴道低 pH 环境中，它们起协同作用。乳酸杆菌与 B 族链球菌（Group B Streptococcus，GBS）、大肠杆菌、类杆菌、金黄色葡萄球菌间有拮抗作用，并能产生酸性生存环境和在激活免疫中发挥作用。人体不同部位常见的正常菌群见表 1-1。

表 1-1　人体各部位常见的正常菌群

部位	细菌种类
皮肤	表皮葡萄球菌（Staphylococcus epidermidis）、痤疮丙酸杆菌（Propionibacterium acnes）、类白喉杆菌（Bacterium diphtherioides）、大肠杆菌、铜绿假单胞菌（Pseudomonas aeruginosa）等
外耳道	葡萄球菌、类白喉杆菌、铜绿假单胞菌等
眼结膜	葡萄球菌、结膜干燥杆菌（Bacillus xerosis conjunctivae）等
鼻咽腔	葡萄球菌、甲型链球菌、卡他莫拉菌（Micrococcus catarrhalis）、流感嗜血杆菌、大肠杆菌、铜绿假单胞菌、类杆菌（Bacteroides）等
口腔	唾液链球菌、甲型链球菌、卡他球菌、大肠杆菌、类白喉杆菌、乳酸杆菌、消化球菌属（Peptococcus）、消化链球菌属（Peptostreptococcus）、梭状芽孢杆菌（Clostridium Prazmowski）、类杆菌等
肠道	大肠杆菌、产气杆菌、变形杆菌（Proteus）、铜绿假单胞菌、肠球菌、葡萄球菌、产气荚膜梭菌（Clostridium perfringens）、类杆菌、双歧杆菌、消化球菌、消化链球菌等
阴道	乳酸杆菌、大肠杆菌、类白喉杆菌等
尿道	表皮葡萄球菌、类白喉杆菌、耻垢分枝杆菌（Mycobacterium smegmatis）等

二、微生态学

微生态学（micorecology）的发展，几乎是与微生物学同时发生的。早在19 世纪末 20 世纪初，微生物学的出现和发展就同时孕育着许多分支，其中免疫学、病毒学及原生生物学早已应运而生，并且在 20 世纪初已逐渐形成了独立的新学科。

对微生态概念的提出和定义，并非一日之功，是在人们不断与疾病做斗争的过程中形成的。

在 19 世纪末和 20 世纪初出现了微生物领域的三位划时代的人物——法国的巴斯德、俄国的埃黎耶·埃黎赫·梅契尼可夫（Илья Ильич Мечников，

1845—1916）和德国的科赫。

在法国巴斯德研究院工作期间，梅契尼可夫曾到保加利亚旅行。他发现保加利亚人有个特别的习惯——经常饮用酸奶，且当地有很多长寿的老人，这引起了梅契尼可夫的兴趣，他进行了一系列长寿与酸奶的研究。他提出了酸奶对健康有益。他认为肠杆菌是肠内腐败的根源，酸奶中的乳酸菌之所以能延年益寿是因为它能拮抗肠杆菌，清除腐败，减少酚、皂酚、靛基质及其它氨类物质的有害作用。

1899 年，法国巴斯德研究院的蒂瑟尔（Henny Tisser）首次从母乳喂养婴儿的大便内分离出一种革兰氏阳性的多形态的杆菌或球杆菌，并有分叉，定名为分叉杆菌，即现在的双歧杆菌属（*Bifidobacterim*）菌种。而代乳品喂养婴儿的大便内很少有这种菌，代之以大量的革兰氏阴性杆菌。蒂瑟尔发现双歧杆菌的存在，不仅和腹泻的发生频率有关，而且与营养有关。这一发现吹响了对正常微生物群或生理性细菌研究的号角。

1890 年，德国妇产科医生 Albert Döderlein 发现健康阴道主要为革兰氏阳性杆菌所寄居。这种菌的减少，代之以革兰氏阴性杆菌及其它菌的增加，则会发生患阴道病的征兆。

肠杆菌，当年被梅契尼可夫认为是腐败菌，但是 1917 年德国细菌学家 Alfred Nissle 第一次提取出了大肠埃希菌（*Escherichia coli*）的一个菌株 Nissle1917，并用于治疗肠道感染疾病，取得了可观的效果。

历史告诉我们，对微生物的认识和其它领域的科学发展一样，是由浅入深，由片面到全面，由表面现象到内在规律，不断演化，不断向客观规律接近的过程。

（一）微生态学研究的内容

微生态学是一门研究微生物与微生物、微生物与宿主、微生物和宿主与外界环境的相互依存、相互制约关系的科学，也是研究微观生态平衡和生态调节的一门新兴学科。

微生态学涉及生物体与内外环境相互适应的问题，与人类健康密切相关。

微生态学与传统的医学微生物学不同。1977 年德国科学家 Volker Rush 明确提出这门学科的定义，并在德国建立起第一个微生态学研究所。该所的主要工作是关于活菌制剂的生理性细菌治疗，如大肠埃希菌、双歧杆菌、乳酸菌等，总地来说是研究生态疗法和生态调整。1985 年 Volker Rush 提出一个新的定义："微生态学是细胞水平或分子水平的生态学，是研究人类、动物、植物的正常微生物群与其宿主相互关系的生命科学分支。"

微生态学涉及范围非常广泛，有农业、林业、兽医、医学等，分别形成了植物微生态学、动物微生态学、人类微生态学等；研究的层次也向分子水平深入，形成了分子微生态学。人类微生态学主要研究人胃肠道、口腔、泌尿生殖道、皮肤和呼吸道五大微生态系统，其中胃肠道微生态学研究得最早、最多，也最为深入。微生态失衡是指正常菌群在数量及比例上发生改变（菌群失调）和/或发生空间上的移位（易位）。

（二）微生态环境

微生态学以个体及个体的最小组成单位为研究对象，微生态环境是由生物的个体、系统、器官、组织和细胞的各个层次构成的。

一定的动物体生态层次，有一定的生态空间；反之，一定的微生态空间也有一定的动物体占据。微生态空间层次，包括宿主个体、生态区、生境、生态点和生态位。

1. 宿主个体

微生态学中的个体与其携带的所有正常微生物构成个体最大的生态系（whole ecosystem）；宿主个体是微生态学中最大的生态空间。

2. 生态区

宿主体内有许多区域的环境相近，但又含有许多性质相异的系统和器官，称为生态区（biotic area），如动物体的呼吸系统、消化系统、泌尿系统、生殖系统和皮肤系统等。生态区的划分是相对的，具体划分要根据微观环境及定居微生物种类和数量来确定。生态区既有宏观结构，也有微观结构。

3. 生境

生境（habital）也称为栖境、栖息地。在宏观生态学中，每个生态组织的层次都存在于相应的生境中。动物的微生境具有其特异性，对一些微生物是原籍生境（autochthonous habital），对另外一些微生物就是外籍生境（allochthonous habital），如大肠对大肠埃希菌是原籍生境，但对唾液链球菌就是外籍生境。生境的特异性是在生物与环境共同进化过程中形成的。

4. 生态点

生态点（ecosite）是微生态空间的第四个空间单位，是狭义生境的亚结构。如舌面是一个生境，而舌尖部、舌中部、舌根部以及舌边缘部，均为不同的生态点。又如回肠肠黏膜是一个生境，而回肠上端、下端、末端都是不同的生态点。

5. 生态位

生态位（niche）是微生态学的第五个空间单位，是生物与环境统一的一个层次。生态位是有机体功能作用在时间、空间上的位置。两个生态习性相近的物种，由于存在相互竞争而不能同时占据相同的生态位，这就是竞争排斥原理。

（三）微生态组织

生态组织，是指超生物体（superorganism）组织机构。微生态组织的复杂性，不亚于宏观生态组织。微生态组织分为五个层次：总微生态系、大微生态系、微生态系、微群落及微种群。

1. 总微生态系

总微生态系（whole microecosystem）是指这个动物个体所包含的全部正常微生物群以及少数过路的由外环境或其它宿主带来的微生物群所共同组成的总微生态系，类似于地球上的生物圈或全球生态系。

2. 大微生态系

大微生态系（integrated micropopulation）也称为综合微生态系，包括许多个微生态系，例如消化道微生态系、呼吸道微生态系、泌尿道微生态系、皮肤微生态系。

3. 微生态系

微生态系（microecosystem）是指大微生态系的亚结构，例如消化道大微生态系的亚结构有口腔、胃、十二指肠、大肠等。皮肤大微生态系的亚结构包括躯干皮肤、腋下皮肤、腹股沟皮肤、头部皮肤等。

4. 微群落

微群落（microcommunity）即微生物群落，存在于动物体的特定生态系，具有特异的空间位置（生境），特殊的结构和功能，与其它生态系有联系，但一般不受侵犯，能保持其独立性。

5. 微种群

微种群（micropopulation），是指在一定时间、空间内同物种个体的集合体。种群的组成元素是个体，但种群不是个体的简单相加，而是有机组合，可以通过繁殖将基因传递给后代。

（四）微群落

正常微生物群落，如肠道内的空肠、回肠、盲部等微生态系的微生物群落，在正常情况下，尽管经常发生密切联系，但彼此都保持着各自的独立性和特点。

1. 微群落的定性、定量和分布

① 微群落的定性。微群落的定性也称之为微群落的丰度，即在该微群落内含有多少种群。种群是微群落的亚单位，种群的多少决定微群落的稳定性。微群落的多样性是微群落稳定性的表现。所谓稳定性，是指微群落在一定时间内维持种群数量及种群间正常关系的能力，在受干扰情况下恢复到原来状态的能力。人和动物肠道各部位的微群落，稳定性较高。如动物肠道各部位的种群数量大约有 $100\sim400$ 种，每克内容物有 10^{11} 个活菌。

② 微群落的定量。微群落的定量包括总菌数和活菌数的测定。总菌数是指一定的生境内所有的可见菌体总数。总菌数是可以核实活菌数测定的参数。

③ 微群落的分布（定位）。正常微生物群在人体内呈一定的层次分布状态，如在呼吸道的黏膜上，通常上层是需氧菌，中层为兼性厌氧菌，下层（底层）为专性厌氧菌。

2. 微群落的功能

微群落的功能包括三方面："三流"运转、生物拮抗和免疫刺激。

①"三流"运转。"三流"运转分别是能量运转、物质交换、基因交换。能量运转指正常微生物群内部与其寄主动物体保持着能量的交换和运转关系；物质交换指正常微生物群的能量和物质交换均依赖于动物，并存着降解与合成；基因交换指在正常微生物之间（包括种间和属间）有着广泛的基因交换。例如，耐性因子、产毒因子、菌毛等都可能在正常微生物之间通过物质传递的形式进行交换。

② 生物拮抗。在正常微生物群之间，正常微生物与病原微生物之间存在着拮抗和互助，是微生物群的重要自稳机制，可以防止外来菌的入侵。厌氧菌的增减，直接影响拮抗作用。荷兰微生物学家 van der Waaij 等提出定植抗力学说，他们认为人和动物肠道内的厌氧菌占绝对优势（95％以上），对外来菌（致病菌或非致病菌）在肠道内定居表现出一定的定植抗力。

③ 免疫刺激。动物体内存在的正常微生物群可以使宿主产生广泛的免疫屏障，正常动物血清表现对许多微生物的免疫水平，远远高出无菌动物。

（五）微生态动力学

微生物群落的基本特征之一是它的动态，任何一个群落都处在不断变化和发展之中。

演替（succession）是指群落在一定历史发展阶段及物理环境条件改变的情况下，所产生的由一种群落类型转变成另一类型的有序的更替过程。在群落形成和发育的过程中，群落首先发生结构和数量变化，随着时间推移，最终导致群落质的变化，出现了一个群落被另一个群落代替的现象。

1. 微生态演替的定义

微生态演替（microecological succession）是指在某些自然或人为因素的作用下，正常微生物群落的产生、发展和溶解，是一个群落被另一个群落所替换的过程。

在一个群落中，群落结构和组成的变化可引起整个群落的改变。群落发生演替主要取决于环境条件变化，环境改变可以是外部的或是宿主本身的改变。环境变化通常是缓慢地、渐进性地影响群落，从而引起它们演替。种群之间的相互作用和种群之间的生长繁殖特性都在群落演替中起着重要作用。

2. 微生态演替的过程

微生态演替的过程是从初级演替到次级演替，再到生理性演替。

（1）初级演替

初级演替（primary succession）是指微生物种群在从未被生物定居过的生境中定居演化的过程。新生动物降生时，肠道是无菌的，出生1～2h即开始有菌出现，数量很少，逐渐增多，进而达到第一高峰阶段。此时，先出现的细菌由于没有竞争对手，因而生长迅速，但2天后由于先定植的为需氧菌和兼性厌氧菌，在生长过程中消耗氧，营造出了厌氧环境。厌氧菌即开始生长，成为先定植细菌的竞争对手。5天后，先定植的细菌降为第二位，后定植的厌氧菌则占据了优势。

（2）次级演替

次级演替（secondary succession）发生在被生物占用过的生境或具有演替历史的生境中。一个生态系统和菌群如因自然的或社会的因素影响，其生命部分被全部或部分排除，导致生态系统或菌群重建的过程，称为次级演替。次级演替又分为自然次级演替和社会次级演替。自然次级演替是宿主在恶劣自然环境（如外空飞行、极地工作、移民、患病、感染等）条件下所引起的正常微生物群落的生态失调和这种失调的恢复过程。社会次级演替主要由社会因素引起，例如工业化带来的污染、医学中使用抗生素等，可以引起人或者动物及植物的生态演替。

（3）生理性演替

人、动物及植物的一切生理变化，都会引起其正常微生物群的变化，这种变化就叫作生理性演替（physiological succession）。生理性演替是病理性变化的基础。生理性演替包括年龄、营养、生殖等变化引起的演替。

（4）顶级演替

顶级演替（climax succession）指在一个单一的环境内，微生物群由初级演替、次级演替或生理性演替形成的一个在一定时间内持续的稳定状态。在微生态学中，有生理性峰顶和病理性峰顶之分。峰顶是微生物群在一定时空中的持续、稳定的定性和定量结构，以及因此而表现出来的功能结构的总和。峰顶菌群的特点包括种群多、质量最佳，负反馈、生理功能最佳，高度结构化和程序复杂化。

（六）人体微生态系统

微生态系统（microecosystem）是指由微生物及其栖居的微环境和宿主构成的彼此相互联系、相互依赖、相互作用的有机统一体。

人体微生物种类繁多，数量巨大，正常微生物与宿主以及周围环境之间存在着种种密切关系，组成人体的微生态系统。

正常菌群（normal flora）是指定居在宿主体表和与环境相通部位且对宿主有益或无害的微生物。不同宿主、不同部位分布的菌种和数量各有不同。正常菌群与宿主的共生关系是长期进化过程中形成的，正常情况下两者处于动态平衡状态，维持着机体的健康，如果这种动态失衡，有些正常菌群就可在一定条件下引发疾病，称为条件致病菌（opportunistic pathogen）。条件致病菌是指只有在寄居部位发生改变、机体免疫功能下降或其它条件改变时，才能够引起疾病的细菌或真菌。

在医学微生物研究中，宿主或外环境发生改变时，一方面外源性致病菌可以侵入机体引起感染，称为外源性感染（exogenous infection），即在外环境中存在的致病性病原体，通过某种途径侵入人体而引起的感染，包括从其它患者、患者陪伴人员、医务人员及医院环境等处获得的感染。另一方面，可能诱发正常菌群转化为条件致病菌，引起机体感染，即形成内源性感染（endogenous infection）。内源性感染与外源性感染防治过程中的区别：内源性感染是由正常菌群引起的，病原体来源于宿主体内，流行环节无法切断，难以控制；随着人类社会的进步及科学技术的发展，外源性感染已得到了有效的控制，并逐渐减少。

三、微生态学研究方法

人类微生物群的研究方法有很多，从传统的分离培养技术到最新的 DNA 测序技术都可用于微生物群的研究。蛋白组学和代谢组学的兴起，为研究人体微生态与人体健康的关系开辟了新的途径。

（一）分子生物学技术

1. 聚合酶链反应技术

聚合酶链反应（polymerase chain reaction，PCR）技术是一种在体外扩增 DNA 片段的重要技术。当存在模板 DNA、底物、上下游引物和耐热的 DNA 聚合酶时，经过多次"变性—复性—延伸反应"的循环过程，痕量模板 DNA 可扩增至几百万倍。

PCR 技术是方法学上的一次革命，以其显著的三大特点（即特异性、高效率和忠实性）对生命科学研究领域产生了巨大的影响。应用方法包括：①随机引物聚合酶链式反应；②聚合酶链反应-单链构象多态性银染技术；③16S rRNA 荧光定量 PCR；④定量 PCR 技术。实时定量 PCR 能检测整个 PCR 过程中的产物含量，真正反映产物含量与模板浓度的直接关系，有很高的准确度。

2. DNA 指纹图谱技术

DNA 指纹图谱（DNA fingerprinting）是通过实验使不同大小的 DNA 片段在凝胶底板上分离并显影而得到的图像。不同种类及个体间 DNA 指纹图谱存在显著的差异，类似于人的指纹。

DNA 指纹图谱在微生物学研究中的应用，是用 PCR 扩增环境微生物样品总 DNA 的标记序列，然后用合适的电泳技术将其分离成具有特定条带特征的图谱。DNA 指纹图谱的不同，反映种群结构的不同。DNA 指纹图谱可分为变性梯度凝胶电泳图谱和 DNA 长度多态性分析图谱。

（1）聚合酶链反应-变性梯度凝胶电泳技术

聚合酶链反应-变性梯度凝胶电泳技术（PCR-DGGE）是一种分离相似大小 DNA 片段的电泳方法。随着电泳凝胶中变性剂浓度的增大，由双链 DNA 分子变性形成的单链分子的电泳迁移率发生变化。

PCR-DGGE 在研究肠道微生态多态性方面是极为有效的工具，能显示其组成的复杂性，揭示个体存在的差异性。16S rRNA 或其编码的分子生物学鉴定和检测是一种特异方法，可直接从总 DNA 中扩增 16S rRNA 基因目的片段，然后进行变性梯度凝胶电泳和测序，是一种可靠的方法，不需要进行培养。以 16S rRNA 为基础的分子生物学技术能提供更为精确的资料，是常规培养方法有益的补充。

（2）聚合酶链反应-温度梯度凝胶电泳

聚合酶链反应-温度梯度凝胶电泳（PCR-TGGE）技术，通过物质在不同温度下性质的区别进行分离，是有效地分离 DNA、RNA 或者蛋白质的手段，常与 PCR-DGGE 结合使用。

（3）限制性片段长度多态性

限制性片段长度多态性（restriction fragment length polymorphism，RFLP）是指由专一性的限制性酶切获得的 DNA 片段长度的变异。通过电泳分离酶切产物并转移至膜上与标记探针杂交后可以检测到这种长度变异性。

由某一限制性内切酶产生的片段大小和数目，在不同个体表现出差异，对每一个 DNA 限制性内切酶组合来说，所产生的片段都是特异性的。该方法适合于复杂菌群的研究，是一种快捷且具有可重复性的方法，可用于跟踪复杂菌群（如肠道中特定细菌）的动力学变化。末段限制性长度多态性（terminal-restriction fragment length polymorphism，T-RFLP）与 16S rRNA 相结合进行分析的方法，已经广泛应用于粪便菌群的分析。

（4）随机扩增多态性 DNA 技术

随机扩增多态性 DNA（random amplified polymorphie DNA，RAPD）技术，是以单一的随机引物（一般为 10 个碱基）利用 PCR 技术随机扩增未知序列的基因组 DNA 获得 DNA 片段长度变异。

该技术于 20 世纪 90 年代发展起来，是建立在 PCR 基础上的新的检测基因组多态性的基因型分型方法。获得的基因组 DNA 指纹图，可反映种系发育过程的相互联系及不同克隆间的差异。该方法已广泛应用于细菌、真菌、支原体等微生物的分型中。与其它方法比较，本方法具有快速、特异的优点。

3. 分子杂交技术

分子杂交（molecular hybridization）又称核酸分子杂交（nucleic acid hybridization），是指不同来源或不同种类生物分子间相互特异识别而发生结合的过程，例如核酸（DNA、RNA）之间、蛋白质分子之间、核酸与蛋白质分子之间以及自组装单分子膜之间的特异性结合。杂交过程具有高度特异性，可以根据所使用的探针已知序列进行特异性的靶序列检测。

核酸探针（nucleic acid probe）是能与特定目标核酸序列发生杂交，并含示踪物的核酸片段（DNA 或 RNA）。核酸探针可以是用基因克隆技术分离获得的特异 DNA 序列，或是特异 DNA 序列在体外转录出的 RNA 序列或 cDNA（互补 DNA）序列，也可是人工合成的寡核苷酸片段。这些核酸探针用于检测核酸的性质和数量，是分子生物学的基本工具。由于小亚单位 rRNA 基因序列进化速度慢且易于提取和控制，因此通过 16S-23S rRNA 序列比较，确定微生物进化和鉴定分类，是一种可靠的细菌鉴定法。例如，双歧杆菌寡核苷酸探针已应用于肠道微生态、粪便和活菌制剂中双歧杆菌的鉴定与分类。

（1）斑点杂交

斑点杂交（dot-blot hybridization）又称斑点印迹，是一种定性检测核酸或蛋白质的技术。即将待测核酸或蛋白质点样于固相载体上，以同位素或非同位素标记探针与之杂交，通过显影或显色进行检测。斑点杂交是检测未经分离核酸样品中特定 DNA 序列的简便方法。目的 DNA 通过加热和碱变性后，将其水溶液直接点样于硝酸纤维膜或尼龙膜上，使之干燥。然后与含有单链标记探针的杂交液杂交，经过适当时间作用后，洗去游离探针，放射自显影。若检测其放射强度，则可定量检测样本中目的 DNA 的量。

（2）荧光原位杂交

荧光原位杂交（fluorescence in situ hybridization，FISH）是用荧光标记的核酸探针在染色体上进行杂交的方法，以确定与探针互补的核酸序列在染色体上的位置和分布。FISH 是一种广泛使用的定量技术，其优点是它不需要 DNA 提取步骤。

FISH 技术是 20 世纪 80 年代在放射性原位杂交技术基础上发展起来的非放射性原位杂交技术。基本原理是根据目标微生物 16S rRNA 基因序列的相对保守区域设计寡聚核苷酸探针，利用荧光素进行标记，与靶细菌杂交，通过检测目标序列来确定微生物的种类、数量及空间分布。FISH 技术具有敏感、快速、安全、同时能显示多种颜色便于区别等优点。20 世纪 80 年代末将 FISH 技术引入细菌学的研究，并使用荧光标记寡核苷酸探针检测单个微生物细胞。经过不断的丰富和完善，现 FISH 技术结合共聚焦显微镜、流式细胞学已成为近年医学、生态学、遗传学、环境微生物学检测中一种重要的、应用广泛的研究工具。

在众多用来分析微生物的分子生态学方法中，FISH 被广泛用于检测复杂微生态中微生物，群、种特异性 16S rRNA 寡核苷酸探针用来鉴定和定量微生物。但 FISH 技术也存在一定的缺陷。FISH 检测是对 16S rRNA 序列已知的微生物进行检测，对于序列未知的微生物则无能为力；检测出的菌群也只能鉴定到门、类的分类级别，并且该技术在操作时很容易受到各种污染的干扰；当目标微生物处于营养饥饿状态时，其染色体含量降低，细胞中的16S rRNA减少，加之荧光染料的自我衰减，会导致荧光杂交信号减弱形成假阴性结果；另外，细菌普遍存在的自发荧光现象及探针的特异性不足还可能导致假阳性结果。

4. 生物芯片技术

广义的生物芯片指一切采用生物技术制备或应用于生物技术的微处理器，包括用于研制生物计算机的生物芯片、将健康细胞与电子集成电路结合起来的仿生芯片、缩微化的实验室（即芯片实验室），以及利用生物分子相互间的特异识别作用进行生物信号处理的基因芯片、蛋白质芯片、细胞芯片和组织芯片等。狭义的生物芯片就是微阵列，包括基因芯片、蛋白质芯片、细胞芯片和组织芯片等。

生物芯片技术是20世纪90年代中期发展起来的一项尖端技术，以玻片、硅为载体，在单位面积上以高密度排列大量的生物材料，从而达到一次实验同时检测多种疾病或分析多种生物样品的目的。生物芯片根据芯片的探针不同，可分为蛋白质芯片和基因芯片。基因芯片技术最大的优点为可快速、准确地提供微生物的遗传信息。基因芯片技术主要应用于以下几个方面：①微生物基因组及后基因组的研究，可分析基因序列，研究基因的转录表达；②微生物感染的快速诊断，可同时检测多种病原体基因；③微生物变异、耐药机制的研究；④微生物基因分型及分子流行病学的调查；⑤抗微生物感染药物的研制等。

5. 重组DNA技术

重组DNA技术（reconbinant DNA technique）是指用人工手段对DNA进行改造和重新组合的技术，包括对DNA分子的精细切割、部分序列的去除、新序列的加入和连接、DNA分子扩增、转入细胞的复制繁殖、筛选、克隆、鉴定和序列测定等，是基因工程技术的核心。

利用DNA重组技术可获得特定DNA片段的大量拷贝，以便深入分析基因的结构与功能，达到人为改造细胞遗传及性状的目的。其实质是将一种生物体DNA的某种目的基因分离出来，整合于其它载体，复制和提纯这个目的基因，以便于进行化学、生物学和遗传学的研究。

（二）微生态研究方法

正常皮肤每平方厘米定居着大约100万个细菌，有上百种的类型，用传统的皮肤拭子和活检标本培养，在标准的实验室条件下能培养到的细菌及真菌等尚不及1%，而且许多细菌和真菌的生长会被生长更快的微生物超过，其结果只能得到易培养的细菌或真菌种群，如葡萄球菌和马拉色菌等。因此，单靠传统的培养鉴定方法，存在许多难以克服的缺陷和不足，人们无法对皮肤微生态进行深入研究。分子生物技术和宏基因组学技术（参见图1-3）的发展和应用正好弥补了这方面的不足，联合蛋白质组学、转录组学、代谢学组研究方法的应用，为皮肤微生态的研究提供了新的思路和途径。

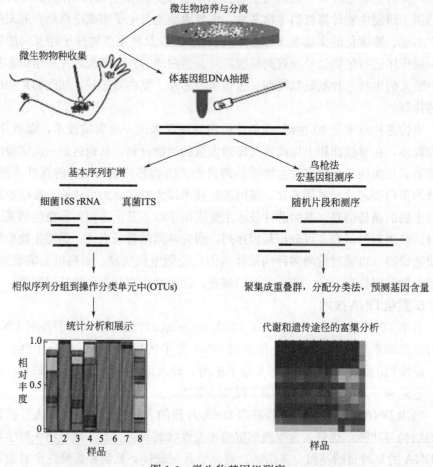

图 1-3　微生物基因组测序

1. 传统培养法

培养法分析微生物，就是对不同的微生物人为地设计多种适合的培养基和培养条件，并尽可能分离样品中所有的微生物，进而对微生物的结构和生理特征等进行分析。

最初对微生态学研究时，使用这种传统的纯培养方法较多，但是采用传统的纯培养方法研究微生物生态系统中微生物的多样性必然存在着局限性，无法给出宿主系统中微生物的全貌，若以这部分能够被分离培养的微生物来代表皮肤中复杂的微生物群，必将导致极大的偏差。现在很多学者利用分子生物学的手段研究微生物生态系统，不仅快速、简便，获取的信息量也很大，如菌群多样性、丰度等，便于比较不同部位、不同场景下微生物群结构的变化。

然而，无论分子生物学的手段如何先进，对于自然界微生物的研究，最终仍然希望能够得到尽可能多的微生物纯培养，以便在株水平上详细研究其生理生化特征和功能。

2. 高通量测序

高通量测序（high-throughput sequencing）技术是对传统测序技术的革命性改变，是能一次并行对几十万到几百万条 DNA 分子进行序列测定的技术。

高通量测序技术已经成为生命科学领域基础研究和临床研究被广泛应用的技术之一，在微生物方面的应用包括对菌株的分离培养和分子鉴定。该方法区别于传统培养与鉴定方式，运用高通量技术对不同环境下微生物进行宽领域、多种类、深层次、高效率的分离培养和分子测序，可有效地保证所分离微生物种类的多样性、生境的原位性和对生物信息测定的准确性。在分离培养方面，高通量已成功实现单细胞分离培养、模拟微生物原有生境的微生物原位富集培养以及对空气中的微生物和一些环境耐受力弱或含量低的微生物的分离纯化培养等。在分子测序方面，基于单分子簇的边合成边测序技术和特有可逆终止化学反应，可实现对生物基因的快速测序。

3. 培养组学

培养组学（culturomics）也被称作高通量的细菌分离培养，是采用多种培养方式，同时结合基质辅助激光解吸电离飞行时间质谱（matrix-assisted laser desorption/ionization time of flight mass spectrometry，MALDI-TOF MS）和 16S rRNA 基因测序技术分离鉴定细菌的方法，目的是尽可能多地从样品中获得不同微生物，尤其是一些难培养的细菌。培养组学最先是由环境微生物学家和临床微生物学家所提出并应用的，之后也应用于研究人体肠道微生物。

培养组学的第一步是对样本进行划分，并将样本分散到不同的培养条件中，不同的培养条件适合不同的微生物生长，并抑制其它大多数种群，即用针对性的培养条件来培养特定的分类群。

培养组学是微生物研究的基础，也是其中不可缺少的一部分，传统培养方法所认定的不可培养的菌类，可通过培养组学的方法确定最佳培养条件，不仅可以增加培养细菌的数量，还能够对细菌实施更多的研究内容，以及从中发现更多的新菌种。

4. 宏基因组学

宏基因组（metagenome）又称元基因组，是指特定环境或共生体内所有生物遗传物质的总和。

宏基因组学（metagenomics）又称元基因组学，是通过研究特定环境中全部生物遗传物质，探讨该环境中可能存在的全部生物种群，试图克服人工培养技术的局限性，从更复杂层次上认识生命活动规律的学科。

宏基因组学是为免培养直接提取特定生境中全部微生物的总 DNA，对微生物菌群的基因总和进行功能基因筛选和测序分析的一种新的应用学科。它包括 4 个步骤，即生态区样本中微生物群总 DNA 提取，宏基因文库构建，序列测定分析，以及功能基因筛选鉴定。

5. 转录组学

转录组学（transcriptomics）也称为转录物组学，是研究细胞内全部信使核糖核酸（mRNA）、转移核糖核酸（tRNA）、核糖体核糖核酸（rRNA）等转录产物表达的学科。转录组学在整体水平上研究细胞中基因转录的情况及转录调控规律。转录组，即一个活细胞所能转录出来的所有 RNA 的总和，是研究细胞表型和功能的一个重要手段。以 DNA 为模板合成 RNA 的转录过程是基因表达的第一步，也是基因表达调控的关键环节。

宏转录组学技术是基于适用于人类微生物的新技术，以样品中的全部微生物 RNA 信息为分析对象，从整体水平上研究微生物基因表达情况及转录调控规律的技术。转录组学是对特定物种产生的 RNA 转录本进行研究，而宏转录组学是对来自整个微生物群的所有转录本进行研究。与宏基因组相比，宏转录组可以观察微生物在特定时间和特定环境条件下执行的功能。

6. 宏蛋白质组学

宏蛋白质组学（metaproteomics）是运用质谱技术规模化地采集自然界微生物种群的蛋白质信息，并结合多种组学数据，开展微生物种群的遗传特征及其生物功能研究的一门新兴科学。宏蛋白质组学是基于蛋白质组学发展起来的。

蛋白质组学（proteomics）是阐明生物体各种生物基因组在细胞中表达的全部蛋白质的表达模式及功能模式的科学，包括鉴定蛋白质的表达、存在方式（修饰形式）、结构、功能和相互作用等。就微生物而言，蛋白质组学主要研究微生物蛋白质组参考图谱的建立、胁迫条件下蛋白质组学分析、基因工程菌的蛋白质组学分析等。但就其研究对象而言，主要集中在纯培养或单一培养的微生物、组织或细胞，样品来源清楚，基因组背景单一。然而面对环境复杂、样品组成复杂、缺乏完整的基因组背景等问题时，采用宏蛋白质组学的方法对其中的所有蛋白质进行研究就显得尤为重要。宏蛋白质组的研究方法与传统的蛋白质组研究方法相似，其流程一般包括蛋白质样品制备、蛋白质分离和蛋白质鉴定等。

传统的蛋白质（或肽）分离方法是凝胶电泳法，现在越来越多地用液相色谱来分离。基于高通量的液相色谱-质谱分析，成千上万种不同的蛋白质/肽可以被分离和鉴定出来。

宏蛋白质组与前面描述的宏转录组相比，其优势在于宏蛋白质组测量的是蛋白质而不是 mRNA，由于蛋白质还具有翻译后修饰等过程的影响，因此宏蛋白质组对体现微生物功能活性更具有代表性。蛋白质通常比 mRNA 分子更稳定，可减少处理样品的速度对所获得结果的影响。与基于 DNA 的宏基因组学相比，宏蛋白质组学的优势是更快、更便宜。

虽然宏蛋白质组学的技术正在迅速改进，但仍存在一系列的局限性。与基于 DNA 的方法相比，这种技术目前的应用要少得多。虽然分辨率正在提高，但宏蛋白质组学目前只能鉴定已知的数千种蛋白质，而复杂的微生物群一个时间点上存在几百万种蛋白质/多肽。另外，与宏基因组学相似，宏蛋白质组很难区分相似的蛋白质。

7. 代谢组学

代谢组学（metabolomics）是通过组群指标分析，进行高通量检测和数据处理，研究生物体整体或组织细胞系统的动态代谢变化，特别是研究内源代谢、遗传变异、环境变化乃至各种物质进入代谢系统的特征和影响的学科。代谢组学是对某个时间点样本里面的代谢物或小分子进行研究。就微生物而言，代谢组学是在特定条件下，从整体水平研究微生物细胞内代谢过程及其产物的学科。

与上面概述的宏蛋白质组学方法一样，代谢组学与其它方法相比也有明显优势。例如代谢组学能直接检测细菌代谢的最终产物。代谢组学既可以针对特定的代谢物（例如短链脂肪酸），也可以进行全谱检测。全谱检测的难度是将特定物质的光谱从复杂混合物的全谱中识别出来，然后将某特定化合物的存在/缺乏与宿主健康联系起来。鉴于代谢组能同时捕获宿主和微生物的衍生代谢物，所以它能表征宿主-微生物的相互作用。

代谢组学技术的缺点是很难确定哪些微生物物种正在产生特定的代谢物，另外代谢组学缺乏参考数据库，甚至比基因组学和蛋白质组学的数据库更缺乏，目前只有一小部分代谢组学数据可以比对到已知的代谢物。

所有现代"组学"技术（宏基因组学、宏转录组学、宏蛋白质组学和代谢组学）都有各自的优势和局限性。因此，越来越多的研究者将不同的方法、研究分析的结果结合起来，以提供更全面的、更系统的人类微生物科学数据。

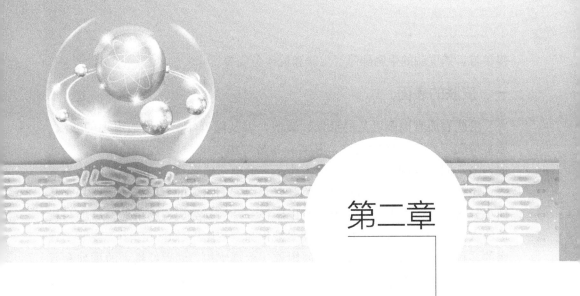

第二章

皮肤微生物

  皮肤作为一个生态系统，居住着大量微生物，它们与皮肤进行物质交换，具有免疫协调功能，与皮肤形成一个相互作用的整体。为此，皮肤组织结构特征以及生理状态差异，对微生物栖息和繁衍具有至关重要的作用。为了更好地理解皮肤生态系统中的微生物生境，首先介绍皮肤结构，并进一步介绍微生物群落分布、微生物群落之间以及微生物群落与宿主之间的相互关系。

第一节
皮肤结构

  皮肤是人体最大的器官，一个普通成年人皮肤的表面积为 $1.5 \sim 2.0 m^2$，一般厚度在 $0.5 \sim 4mm$ 之间。皮肤作为机体与环境的分界面，具有人体第一道防线的功能，不仅可有效防止机体内部营养物质流失，还可保护机体免受外环境有害因素的入侵和伤害，具有物理屏障、化学屏障、生物屏障功能。同时，皮肤具有独特的生理功能，如体温调节功能、感知功能、辅助呼吸功能、代谢功能、分泌功能以及排泄功能。皮肤的一些功能有皮肤微生物的直接或间接参与，如皮肤的生物屏障、皮肤和机体免疫等。

一、皮肤的表面

　　皮肤表面有肉眼可见的毛发、皱褶，以及随着年龄的增加出现的皱纹。通常情况下看似光洁的皮肤，其实分布着"沟"、"嵴"。皮沟是指表皮表面的许多不同深度的凹沟；皮沟间大小不等的菱形或多角形的隆起部分称为皮嵴。这些通往多个方向的沟纹纹路，以及由它们构成的菱形、梯形与其它几何小分格，整体看上去就好像从空中俯视一片被划分成谷物用地、草场与耕地的农田，因此这种特殊的皮肤纹案被称为"皮野"（skin fields）。皮肤上致密的多种走向的沟纹，是由于皮肤附着于深部组织，随着纤维束的排列和张力的牵引而形成的，其深浅不一，以面部、手掌、阴囊以及其它活动部位为最深。

　　皮嵴上有很多凹陷的小孔，为汗孔，是汗腺导管开口的部位。毛发周围有毛孔，毛孔是毛发从皮肤深层长出的孔道，皮脂腺腺管开口于毛孔内。

　　皮肤的这些表面特征，有利于皮肤微生物居住，同时不同的特征也影响着微生物分布特征。

二、皮肤组织结构

　　皮肤的结构很复杂，按照组织结构和细胞特征来分，皮肤由表皮（epidermis）、真皮（dermis）和皮下组织（subcutaneous tissue）三层组成（图 2-1）。皮肤中分布着大量的毛细血管、淋巴管、神经末梢、肌肉和表皮衍生的附属器。皮肤附属器（skin appendages）包括头发、皮脂腺、汗腺和手指或脚趾的指甲等。

（一）表皮

　　表皮是皮肤的最外层，在不同的部位其厚度有相当大的变化。在手掌和脚底部位表皮最厚，大约 1.5mm。眼睑部位表皮非常薄，厚度小于 0.1mm。表皮中的细胞主要分为角质形成细胞和树突状细胞两种基本类型。

1.角质形成细胞

　　角质形成细胞（keratinocyte）也称角朊细胞，是构成皮肤表皮的主要细胞成分，占表皮总细胞数量的 80% 以上。角质形成细胞在分化过程中具有产生角蛋白的专门功能，为表皮角化层的形成和成熟做准备。相邻的角质形成细胞之间有桥粒（desmosome）连接，对皮肤的物理屏障起到重要作用。

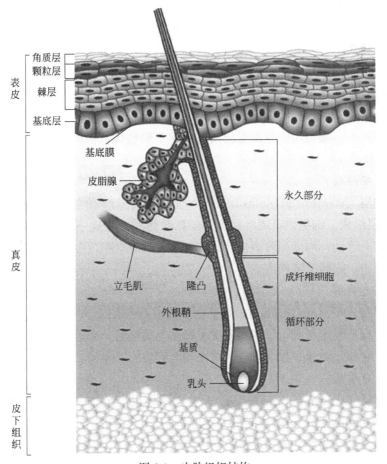

图 2-1　皮肤组织结构

表皮角质形成细胞分层排列，可分为以下几层，从最内层开始依次为基底层、棘层、颗粒层、透明层和角质层。

（1）基底层

基底层也称为生发层（stratum germinativum），位于表皮的最内层，通过基底膜与真皮连接。基底膜是基底层细胞基底面与深部结缔组织间一层特化的薄膜状结构。

基底层由单层柱状细胞组成，这些细胞以垂直于基底膜的方式排列。在电子显微镜下，基底细胞的细胞质中可以观察到张力丝。基底细胞增殖并最终分化为新的角质形成细胞，作为表皮角质形成细胞的起源，在自我恢复以及创伤恢复过程中具有重要意义。通常情况下，每天大约 10％ 的基底细胞会发生核分裂。分裂出的新细胞逐步向角质层移动，逐渐角质化，最终脱落。从基底细胞分裂，到角质化后的脱落，整个更新过程约需要 41～57 天。

（2）棘层

棘层（stratum spinosum）它位于基底层上面，由 4～10 层角质形成细胞组成。随着细胞向上层的移动，细胞分化越好，细胞形态就越倾向于扁平化。在电子显微镜下，在棘层细胞的细胞质中也可以观察到束状张力丝，并附着在细胞膜桥粒上。细胞质中有角蛋白覆盖的圆形膜包体，被称为奥德兰体（Odland body）。

（3）颗粒层

颗粒层（stratum granulosum），角质形成细胞形态变成梭形扁平细胞，由 2～4 层组成。细胞内可观察到无定形颗粒物质。在这一层中，奥德兰体向细胞膜方向移动，与细胞膜融合并逐渐进入细胞间空隙，在细胞间空隙中形成双极型磷脂，起到屏障作用。

（4）透明层

透明层（stratum lucidum）位于皮肤表皮颗粒层上方，由数层退化的无细胞核的扁平细胞组成，只能在手掌和脚底上观察到。在透明层中有大量的疏水磷脂，它与张力丝一起，建立了对水和电解质的屏障。

（5）角质层

角质层（stratum corneum）位于表皮最外层，由 15～20 层无细胞核的"死"扁平细胞组成。角质层的最外层容易脱落，而内层则紧密相连。细胞内容物源于无定形颗粒，包括致密的蛋白基质和张力丝；细胞间有排列整齐的双极型磷脂，从而赋予了角质层强大的屏障功能，使得水和电解质不能自由通过表皮。此外，角蛋白和脂质的紧密有序排列，增强了表皮的物理屏障功能，保护皮肤免受微生物的侵袭。

2. 树突状细胞

树突状细胞（dendritic cell）只构成表皮细胞的小部分，其特征是细胞体有向外延伸的树突，包括黑素细胞、朗格汉斯细胞和梅克尔细胞三种类型。

（1）黑素细胞

黑素细胞（melanocyte）约占基底细胞的 10%。黑素细胞的主要功能是产生黑色素和将黑色素转运到邻近的角质形成细胞。黑色素可以阻挡和反射阳光，从而保护较深的组织免受辐射损伤。角质形成细胞中的黑色素颗粒位于细胞核的顶部，就像一把雨伞，有助于减轻阳光对细胞核的直接影响，从而保护细胞核 DNA。

（2）朗格汉斯细胞

朗格汉斯细胞（Langerhans cell）通常分布在表皮的中部。它们起源于骨髓的活化淋巴细胞，细胞质内有一种细胞器，称为 Birbeck 颗粒，在抗原提呈中具有重要意义。在功能上，朗格汉斯细胞与吞噬细胞相似，在摄取、加工和抗原提呈方面起着重要作用。外源蛋白可由朗格汉斯细胞消化成免疫原肽，然后呈现给效应 T 细胞（effector T cell）。

（3）梅克尔细胞

梅克尔细胞（Merkel cell）分布在基底细胞间，梅克尔细胞质中有大量神经分泌样颗粒。在梅克尔细胞的底部有突触细胞器，它们与脱髓鞘神经末梢连接，可以作为触摸受体，并参与皮肤缓慢适应型机械受体的传入途径。

（二）真皮

真皮在表皮下层，由基底膜与表皮连接。

真皮来源于中胚层，厚度有相当大的区域变化。真皮在眼睑上最薄，只有 0.3mm；背部最厚，是表皮的 30～40 倍。真皮的成分是胶原蛋白、少量弹性纤维和基质。血管、淋巴管、神经、皮肤附属器结构和其它细胞成分分散在其中，如肥大细胞、巨噬细胞、朗格汉斯细胞和黑色素溶酶体。基质中富含蛋白聚糖和糖胺聚糖。真皮层中的糖胺聚糖主要由透明质酸和硫酸皮肤素组成，含有部分硫酸软骨素和硫酸肝素，对维持皮肤含水量起着重要作用。基质中物质分子形成具有许多微孔的三维构型的分子筛，保障水、电解质和营养物质的运输，促进物质与表皮的交换。真皮不仅是代谢物质交换的场所，还具有阻挡细菌入侵的屏障功能。

（三）皮下组织

皮下组织位于真皮深面和深筋膜浅面之间，主要成分是疏松结缔组织和脂肪小叶。根据皮肤部位差异和个体营养状况，其厚度有很大的差异。皮下组织在腹部和臀部非常厚，而在鼻尖和胸骨上则要薄得多。除脂肪组织以外，皮下组织中也可发现汗腺、毛囊、血管、淋巴管和神经。皮下组织是一个天然的缓冲垫，能缓冲外来压力，同时还是热的绝缘体，能够储存能量。

（四）皮肤附属器

皮肤附属器包括毛发、指甲、汗腺和皮脂腺。

1. 毛发和毛囊

毛发（hair）和毛囊（hair follicle）是皮肤的一种衍生结构，由毛干、毛根、毛囊、毛球和毛乳头构成。

（1）毛发

毛发在皮肤表面以上的部分称为毛干，以下的部分称为毛根，埋藏中毛囊中。

毛发有三种类型：长毛（头发）、短毛（眉毛、睫毛、腋毛、阴毛等）和毳毛（汗毛）。除了掌趾、指（趾）屈面及其末节伸面、唇红、乳头、龟头、包皮内侧、小阴唇、大阴唇内侧、阴蒂部位外，毛发分布在其它大部分皮肤部位。毛发的生长可以受到基因、健康、营养、药物和激素等各种因素的调节和影响。

（2）毛囊

毛囊为表皮凹陷的组织，向下生长进入真皮和皮下组织。毛囊是由多层上皮细胞和结缔组织共同包裹毛根所形成的鞘状结构，由内层的上皮根鞘和外层的结缔组织鞘构成。正常情况下，皮脂腺和顶分泌汗腺从毛囊的上部形成排泄开口。毛囊由三个部分组成：①漏斗部，从皮肤表面的角质层到皮脂腺的开放口部分；②峡部，从上面的漏斗底部到毛发肌肉附着的地方；③根部，从峡部的底部延伸到毛囊的底部。

2. 小汗腺

小汗腺（eccrine sweat gland）又称外分泌腺，是合成和分泌汗液的主要腺体，是遍布全身大部分皮肤的汗腺。小汗腺是一种简单的管状腺体，其腺体组成分为分泌部和导管，属单曲管状腺。几乎所有的皮肤部位都有小汗腺，除了唇红、龟头、包皮壁、阴唇和阴蒂部位外。小汗腺的总量约为 200 万～400 万个，平均为 $143～339$ 个/cm^2。它们在手掌、足底、前额和腋窝上最丰富，数量为 620 个/cm^2；而在背部则较少，数量为 64 个/cm^2。小汗腺能够分泌汗液和调节体温，主要由胆碱能神经支配介导。

3. 大汗腺

大汗腺（apocrine sweat gland）也称为顶泌汗腺，是一种管状腺体。大汗腺的分泌部分在皮下脂肪内。大汗腺的管状结构与小汗腺相似，大部分大汗腺导管的排泄部分进入毛囊的漏斗部，被认为是毛囊型大汗腺；小部分大汗腺导管的一小部分直接进入表皮，被认为是非毛囊型大汗腺。人体的大汗腺一般仅限于以下部位：腋窝、脐、乳房乳晕、肛门和外阴。大汗腺是由内分泌神经支配介导的，分泌高峰在青春期。

4. 皮脂腺

皮脂腺（sebaceous gland）是一种囊状的外分泌腺。皮脂腺位于毛囊和立毛肌之间，是由一个或几个囊状的腺泡与一个共同的短导管构成的泡状腺。皮脂腺分泌皮脂。

皮脂腺没有腺腔，腺细胞从外到内逐渐扩大，细胞质中含有丰富的脂质，脂质通过较短的皮脂导管时不断被挤压、排出。皮脂腺的大部分导管在毛囊的深部开放，构成毛囊皮脂腺单位（pilosebaceous unit），即毛囊、毛干、邻近的立毛肌和皮脂腺共同组成的结构。有些导管可以在皮肤表面直接打开。

皮脂腺主要分布在面部、头皮、乳房、背部和腋窝，除了手掌、脚背、手指和脚趾的屈侧外，它们分布在所有皮肤部位。皮脂的分泌量和成分因性别、年龄、饮食、环境和种族的不同而不同，主要受雄激素水平的调节，也可能受孕酮和促肾上腺皮质激素（adrenocorticotropic hormone，ACTH）的影响。

5. 指甲

指甲（nail）是指位于手指或脚趾末节远端背面的角质板，由甲体和甲根构成。指甲位于手指或脚趾的背侧，由扁平而有弹性的角质化上皮细胞凝集构成，呈半透明长方形的板状结构。指甲的作用是帮助抓住小物体和保护指尖免受创伤。指甲可能为微生物提供一个藏身之处。

三、皮肤功能

皮肤的主要功能是维持机体的内环境平衡，防止外环境因素带来的影响。然而，由于环境中潜在的有害因素具有不同的性质，皮肤保护机体的功能也具有多样性，可概括为：①抵御外来物理（机械应力、热变化、紫外线）和化学（外源物质、有毒化学物质、过敏原）伤害；②抵御外来生物性侵害，具有抗菌保护作用；③抗氧化；④水化作用（又称水合作用）和限制水分流失；⑤选择性吸收的渗透屏障；⑥自我修复，保持完整性。本节重点介绍与皮肤微生物栖息相关的皮肤功能，如屏障功能、免疫功能、分泌和排泄功能、营养代谢、体温调节功能。

（一）屏障功能

皮肤屏障（skin barrier）是指皮肤所具有的维持机体内环境的稳定及抵御外环境有害因素的防御功能。

1. 物理屏障

皮肤的物理屏障主要指机械性屏障、通透性屏障、放射线屏障。

（1）机械性屏障

皮肤位于身体最外层，需应对外环境的碰撞、戳刺、摩擦，以及来自内部的机体姿势变化带来的机械力，因此其需要一个坚固而柔韧的物理结构来保持其完整性，同时展示出灵活性。皮肤承受和响应多种外在和内在的物理刺激的同时，这些刺激通过机械传导途径改变皮肤的化学和生物特性，通过神经系统告知中枢神经，使机体采取主动回避动作，以免对皮肤和机体产生伤害或减少对机体的伤害。

（2）通透性屏障

人类的皮肤表面有一层角质形成细胞，称为角质层。这种薄薄的角质层由角化了的扁平角质细胞相互连接组成，细胞间脂质致密有序，其功能主要包括对物理、化学、生物及水分等的限制性通透功能，称为表皮通透屏障功能（epidermal permeability barrier function）。水通过角质层的能力，符合 Fick 定律，通常以"经皮失水"（transepidermal water loss，TEWL）来表示。TEWL 指的是皮肤单位时间/面积内通过角质层扩散水的通量密度，以 g/m^2 或 g/h 表示。一般认为角质细胞间的脂质双层结构是影响水扩散的主要因素。测量皮肤 TEWL 是判断表皮屏障功能的主要方法，TEWL 越高，屏障功能越差。

（3）放射线屏障

当阳光到达皮肤表面时，可以被反射、散射、吸收或传播。当阳光被皮肤表面反射，光线就不对皮肤产生生物学效应。阳光在皮肤表面和内部形成了散射，改变了光的传输方向，将影响光穿透皮肤的深度。大部分光的散射，是由真皮中的胶原蛋白完成的。当阳光被皮肤吸收，则取决于光线波长，波长越长，穿透越深。另外，皮肤中含有吸收光线发色团（chromophore），是吸收特定波长的光子，并显出特定颜色的化合物或化合物基团（例如氨基酸、脂质、卟啉、DNA、血红蛋白、胆红素、黑色素等），基本结构特点是含共轭双键。发色团的性质和数量影响光线进入皮肤的深度。

皮肤中的各种发色团瞬间就会过渡到激发态，自身发生化学变化，引起皮肤组织发生生理病理变化。适当强度的阳光对人体产生积极的生物学作用，当长时间暴露或过高强度的暴露，超出皮肤和机体接受能力时，将对皮肤和机体产生有害作用，造成损伤。

2. 化学/生化屏障

（1）皮肤表面 pH 值

正常皮肤对各种化学物质都有一定的屏障作用，屏障部位主要在角质层，其次是皮肤表面的氢离子对酸、碱等的缓冲能力。角质层中角质细胞的胞浆、胞膜及细胞间隙物质都对化学物质有屏障作用，角质层中的致密部分就是对化学物质的主要屏障区。

正常皮肤表面偏酸性，其 pH 值约为 5.5～7.0，最低可到 4.0，最高可到 9.6。pH 值受一些体内外因素的影响，如小汗腺较多的部位 pH 值约为 5.5±0.5，顶泌汗腺较多的部位 pH 值则为 6.5±0.5。一般上肢及手背处偏酸性，头部、前额及腹股沟处偏碱性，故皮肤有中和酸、碱的能力。皮肤表面呈弱酸性，对碱性物质起缓冲作用，被称为碱中和作用。皮肤和碱性溶液接触后，最初 5min 皮肤的中和能力最强，经过一段时间皮肤表面的 pH 值又恢复正常。皮肤对 pH 值在 4.2～6.0 范围内的酸也有相当的缓冲能力，被称为酸中和作用，可以防止一些酸性物质对机体的损害。

（2）抗氧化防御系统

紫外线不仅可以损伤皮肤中带有芳香环的 DNA，还可以通过人体的其它色基等的吸收，导致活性氧（ROS）释放，ROS 包括过氧化氢、单线态氧及超氧阴离子等，其可引起皮肤红斑、水肿、光老化及光致癌等。

皮肤具有完善的抗氧化防御系统拮抗外界氧化压力，该系统包括多种酶类抗氧化物质及非酶抗氧化物质。酶类抗氧化物质的作用主要是使环境中有害因素和内生活性氧中间产物失活。表皮中抗氧化剂的含量明显高于真皮层。角质层中非酶抗氧化物质包括维生素 E、维生素 C 及谷胱甘肽等，这些抗氧化物质也能够使环境中有害因素和内生活性氧中间产物失活。

3. 生物性屏障

皮肤面积 $1.8m^2$，是具有生境多样、丰富褶皱、内陷和特殊壁龛（生态位）的生态系统，支持广泛的微生物群定居。皮肤是机体与外界环境的一个接口，居住着不同的微生物种群，包括细菌、真菌和病毒以及螨虫。共生微生物占据了广泛的皮肤龛，并防止病原性生物或有害性生物的入侵。这些微生物还具有训导皮肤中亿万 T 细胞的作用，引发它们防御相似的致病因素。皮肤作为一个生态系统存在系统的平衡，在平衡破坏时可以导致皮肤疾病或感染。宿主与微生物关系的影响因素包括内源性因素（例如遗传变异）或外源性因素（例如洗手）。

另外，角质层对微生物有良好的屏障作用。一般直径约 200nm 的细菌以及直径约为其 1/2 的病毒，在正常情况下都不能进入皮肤内；皮肤表面 pH 值偏酸性，对寄生菌的生长是不利的；此外，皮肤表面脂质中的某些游离脂肪酸对寄生菌的生长有抑制作用，如长链游离饱和脂肪酸和油酸对化脓性链球菌有抑菌作用；皮肤干燥和脱屑对寄生菌的生长也有影响。

（二）免疫功能

皮肤不但是人体最大的器官，还是人体免疫屏障的第一道防线。皮肤并不是一个被动的免疫器官，它具有主动的免疫防御、免疫监视及免疫自稳功能，为皮肤免疫系统。人体皮肤各部分包含特异的结构组成细胞和免疫细胞，它们除支撑皮肤解剖结构外，最重要的功能就是将外源性及内源性的危险信息向传统意义上的免疫细胞进行传递，通过各种形式来维持皮肤作为机体第一道防御屏障的根本职能，当皮肤遇到有害因素侵害时，启动固有免疫（innate immunity），激活获得性免疫（acquired immunity）。固有免疫是一切免疫应答的基础，机体防御微生物感染的侵袭，就依赖于固有免疫系统的正常运作。该系统通过识别病原体的侵袭，迅速做出应答。当固有免疫系统无法控制病原体时，获得性免疫系统被激活。因获得性免疫系统激活需要的时间长（往往需要数天时间），固有免疫系统的快速起效为先天性免疫中慢效应分子及获得性免疫激活防御争取了时间。

皮肤中的几种免疫相关细胞包括角质形成细胞、朗格汉斯细胞、淋巴细胞、内皮细胞和巨噬细胞，构成了皮肤的免疫系统，在皮肤对微生物的防御过程中起着关键作用。

1. 角质形成细胞

角质形成细胞产生许多角蛋白及多糖等，可保持皮肤的完整性，具有机械屏障、维持表皮正常渗透等作用。然而，角质形成细胞作为固有免疫系统中的细胞成分，通过模式识别受体（pattern recognition receptor，PRR）启动固有免疫，分泌或表达细胞因子、抗菌肽等参与获得性免疫，在皮肤免疫屏障中同样扮演着重要角色。

（1）角质形成细胞与固有免疫识别受体

固有免疫发挥防御作用的关键是通过相应的 PRR 对病原相关分子模式（pathogen associated molecular pattern，PAMP）进行识别。PRR 可介导快速的生物学反应，它有 3 种存在形式，即膜型 PRR、分泌型 PRR 和胞质型 PRR。哺乳动物的 PRR 主要为 Toll 样受体（toll-like receptor，TLR）和 Nod 样受体（nod-like receptor，NLR），它们共同参与启动固有免疫应答，激活获得性免疫系统，是连接固有免疫和获得性免疫的桥梁。

正常人表皮角质形成细胞可表达 8 种 TLR（TLR1、TLR2、TLR3、TLR4、TLR5、TLR6、TLR9 和 TLR10），角质形成细胞在皮肤宿主防御中有着重要的地位。TLR2 在角质形成细胞中可诱导表达，参与真菌产物识别，如念珠菌侵袭皮肤时，角质形成细胞借助 TLR2 识别菌体成分甘露聚糖并传导炎症信号，诱导产生一氧化氮（NO）、β-防御素等，以杀灭念珠菌。

（2）角质形成细胞与细胞因子

PRR 识别 PAMP 后，角质形成细胞可合成并释放多种细胞因子，包括白细胞介素-1（简称白介素，interleukin-1，IL-1）、白细胞介素-6（IL-6）、白细胞介素-7（IL-7）、白细胞介素-8（IL-8）、白细胞介素-10（IL-10）、白细胞介素-12（IL-12）、TNF-α、血管内皮生长因子（VEGF）、血小板活化因子（PAF）、内皮素（ET）和多种生长因子等。这些细胞因子参与形成皮肤内的细胞因子网络，调节皮肤内的免疫反应，并为抗原提呈和识别创造了一个有利的、独特的表皮微环境。

（3）角质形成细胞与抗菌肽

抗菌肽是生物体内经诱导产生的一种具有生物活性的小分子多肽，被认为是固有免疫中杀灭微生物的主要效应分子，与炎症性皮肤病的发生密切相关。抗菌肽不仅可以杀灭病原体，遏制细菌性感染，还是多功能的免疫调节分子，可诱导免疫成分应答，并可促进损伤上皮的修复。在皮肤表达的抗菌肽主要有3 类：防御素（defensin）、抗微生物肽蛋白（cathelicidin）和皮敌菌素（dermcidin）。

防御素是抗菌肽中重要的一大类，是近年研究的热点。哺乳动物主要表达两类防御素：人中性粒细胞肽（human neutrophil peptide，HNP）和人 β-防御素（human beta-defensin，HBD）。角质形成细胞与皮肤中其它细胞分泌多种抗菌肽，其中主要的一大类是 HBD，具有广谱抗微生物、抗肿瘤及免疫活性，可调节角质形成细胞细胞因子的表达。

2. 朗格汉斯细胞

朗格汉斯细胞表达高亲和力的 IgE Fc 受体。Fc 受体，是细胞膜表面能与 IgFc 片段结合的受体。可结合免疫球蛋白 G（IgG）、免疫球蛋白 A（IgA）、免疫球蛋白 E（IgE）的 Fc 片段的受体分别称为 FcγR、FcαR 和 FcϵR。类似于巨噬细胞，朗格汉斯细胞可以识别、摄取和处理半抗原，并将其提呈给辅助 T 细胞（helper T cell，Th 细胞）。随着 IL-1 的分泌，朗格汉斯细胞可能促进 Th 细胞产生白介素-2（IL-2），并导致 T 细胞（即 T 淋巴细胞，一种来源于骨髓的多能干细胞）的活化和增殖。

3. 淋巴细胞

在表皮的基底层发现少量淋巴细胞（lymphocyte），主要是 CD8$^+$ T 细胞

（表达白细胞分化抗原 CD8 的 T 细胞）。而在真皮层，CD4$^+$T 细胞为原发型，CD8$^+$T 细胞为继发型。在血管周围分布 T 细胞。它们的分化和成熟是由角质形成细胞产生的 IL-1 促进的。成熟的 T 细胞在介导免疫反应中起作用。

4. 内皮细胞

几种黏附分子在内皮细胞（endothelial cell）上表达，作为淋巴细胞归巢受体。淋巴细胞归巢受体被认为是皮肤疾病感染过程中导致炎症细胞外迁的因素之一。

5. 巨噬细胞

巨噬细胞（macrophage）分散在真皮的浅层，也参与免疫反应。能分解 IL-1、干扰素（IFN）和某些酶，从而介导机体对外界微生物的特异性免疫应答和非特异性免疫应答。

6. 肥大细胞

肥大细胞（mast cell）位于真皮乳头层的血管周围，表面有 IgE 的 Fc 受体，可与 IgE 结合。它们与 I 型超敏反应密切相关，并参与 IV 型超敏反应的发生。由免疫和非免疫机制触发的活化肥大细胞，可以产生和释放各种生物活性介质，如趋化因子、活性酶和血管活性化合物。

7. 成纤维细胞

真皮成纤维细胞（fibroblast）位于胶原纤维附近，合成胶原蛋白、弹性蛋白和基质。成纤维细胞产生的酶可以分解上述成分，从而维持代谢的平衡。此外，成纤维细胞产生角质形成细胞生长因子，并与角质形成细胞产生的细胞因子相互作用，这对皮肤免疫系统的自我平衡非常重要。迄今为止，人们对于皮肤的体液免疫知之甚少。在汗液中发现了 IgA 抗体、IgG 抗体和 IgE 抗体。如果皮肤 IgA 含量降低，防御化脓性感染的能力就会降低。

（三）排泄和分泌功能

皮肤的排泄和分泌功能主要由汗腺和皮脂腺完成。汗腺的主要生理功能为分泌汗液调节体温，其次为释放信息物质，具有特定气味，如异性吸引。皮脂腺产生皮脂，具有润泽皮肤的作用。汗液、皮脂以及表皮脱落细胞在微生物的作用下形成皮脂膜，对皮肤具有重要的保护作用。

1. 汗腺

汗腺分为小汗腺和大汗腺。

（1）小汗腺

小汗腺分泌过程中主要有两种活动。一种是超滤液的分泌。超滤液与血浆相似，在乙酰胆碱能神经支配下，由腺体透明细胞分泌。另一种是导管对钠的重吸收。

汗液相对密度为 1.001～1.006，pH 值为 5.5±0.5。汗液中水占 99%～99.5%，而固体成分只占 0.5%～1%。汗液中的固体成分由无机物和有机物组成。前者主要成分是氯化钠，随着汗液分泌的增加，浓度可能会增加，最高浓度可达 120mmol/L。无机物中的其它成分包括钾离子、碳酸氢盐离子、钙、镁、磷和铁。钾离子浓度恒定，变化范围为 5～10mmol/L。汗液中的有机物主要由乳酸和尿素组成。乳酸是由透明细胞通过糖酵解过程产生的。乳酸的浓度取决于汗液的分泌量。在汗液排泄量较少时，出现较高浓度的乳酸（30～40mmol/L）。然而，当大量排泄汗液时，乳酸的浓度可能会降低到 10～15mmol/L。汗液中尿素的浓度比血液中高 1.5～2.0 倍。在汗液中也可发现一些游离氨基酸，包括甘氨酸、组氨酸、苏氨酸、天冬氨酸、丝氨酸、脯氨酸、丙氨酸、卡巴酰鸟氨酸、缬氨酸、蛋氨酸、异亮氨酸、亮氨酸、酪氨酸、苯丙氨酸、鸟氨酸和赖氨酸等。汗液的氮含量在 1.5～4.76mg/L 之间，仅为尿液中含量的四分之一。大多数汗液中的蛋白质是分子量小于 1 万的小分子，汗液中的蛋白质浓度约为 20mg/L。此外，汗液中还有少量的免疫球蛋白（如 IgG、IgA）和蛋白水解酶。据报道，一些特应性皮炎患者汗液中 IgE 含量高于健康对照组。

汗液的排泄与环境温度有关。常温下，排泄汗液较少。当环境温度升高到 32℃时，可激活汗腺，汗液排泄增加，导致全身出汗。汗液的排泄也与其它因素有关，如心理状态、药物和食物。

生理上，汗腺排泄汗液的作用如下。①降温，高的环境温度导致快速出汗，汗液的不断蒸发带走了热量。②排泄，与肾脏一样汗腺有助于排出代谢产物。③软化角质层，汗液能保持角质层的含水量，使皮肤柔软、光滑、湿润。④酸化皮肤，酸性汗液有助于维持皮肤的酸性环境，保护皮肤免受微生物的侵袭。⑤乳化脂质，汗液与皮脂混合形成乳化状态，有助于在皮肤表面形成皮脂膜，并为皮肤上正常微生物的生长提供营养和必要的环境。

（2）大汗腺

大汗腺排泄物黏稠，呈乳状，成分尚不清楚，大多数是水，只有小部分是固体，成分包括铁、荧光物质、具色物质、气味物质以及脂质（如脂肪酸、中性脂肪和胆固醇）。荧光物质可在丙酮中溶解，并在紫外辐射下产生荧光。具色物质可以使汗液呈现黄色、绿色、红色或黑色，弄脏皮肤和衣服。气味物质因种族、性别、年龄的不同而不同，在被某些细菌（如白喉杆菌）分解时，会产生短链脂肪酸、氨和一些特殊的气味物质。虽然大汗腺能够产生一些特殊气味的物质，但人类大汗腺排泄物的确切功能尚不清楚。

2. 皮脂腺

皮脂腺分泌皮脂。

皮脂分泌量在不同的人以及同一人的不同皮肤部位都有差异。皮脂在头皮上的产量最高，分泌量为$150\sim300\mu g/cm^2$，而在四肢上只有$5\sim10\mu g/cm^2$。

皮脂主要含有甘油三酯、蜡酯、角鲨烯以及少量的胆固醇。在腺管部位，甘油三酯可被痤疮丙酸杆菌和马拉色菌等微生物水解为单甘酯。皮脂腺分泌的皮脂成分和量受许多因素（如种族、年龄、性别、食物、营养、气候和皮肤部位）影响。

在人类的整个生命中，皮脂腺经历不同阶段的变化。在出生后不久的婴儿期，皮脂腺受到母亲性激素水平（主要是雄激素）的影响，皮脂生产活跃，使得婴儿的皮脂成分与成人相似。在$2\sim8$岁期间，皮脂的分泌逐渐减少，蜡酯和角鲨烯成分减少，胆固醇和胆固醇酯增加。在$10\sim15$岁时，青少年的皮脂成分接近成年人。在青春期，作为对内源性雄激素的反应，皮脂腺增大，分泌旺盛，是青春期痤疮的主要发生原因。在更年期，女性的皮脂腺开始减弱，而男性依然有着旺盛的分泌能力。在所有的年龄阶段，男性皮脂腺比女性皮脂腺更有生产力。

皮脂腺作为一种全浆分泌腺，分泌的皮脂含有细胞成分，其不仅含有脂质，还含有蛋白质、糖和酶等，能为皮肤正常微生物提供营养，同时游离脂肪酸对某些致病真菌和细菌有抑制作用。

（四）营养代谢功能

皮肤参与糖类、脂质、蛋白质、水、电解质、维生素和微量元素的代谢。

1. 糖类

皮肤中的糖类主要由葡萄糖组成。葡萄糖是皮肤所需能量的主要提供者，是糖原、糖胺聚糖、脂质、核酸和蛋白质等生物合成过程中的底物。皮肤中葡萄糖含量约占血糖水平的2/3。表皮中葡萄糖含量最高。糖尿病患者的皮肤葡萄糖水平甚至更高，它促进真菌和细菌的增殖。皮肤中糖类的分解涉及两条途径：有氧氧化途径和无氧糖酵解途径。皮肤中的无氧糖酵解过程比其它组织快得多，这可能是由于表皮血管缺乏和氧含量低所致的。无氧糖酵解过程乳酸的产生量较高，对表皮酸性环境维护具有重要的生理意义。皮肤可以通过单糖缩合途径（主要）和糖酵解途径合成糖原。

2. 蛋白质

皮肤含有丰富的蛋白质,可以分为两种类型:纤维状蛋白质和非纤维状蛋白质。纤维状蛋白质是指能够聚集为纤维状或细丝状的蛋白质,主要起结构蛋白的作用,其多肽链沿一个方向伸展或卷曲,其结构主要通过多肽链之间的氢键维持,如角蛋白、胶原蛋白和弹性蛋白。角蛋白是角质形成细胞、头发和指甲的主要结构成分,是张力丝维持细胞内和细胞外张力的最重要成分。非纤维状蛋白质包括核蛋白和细胞外酶。非纤维状蛋白质与糖胺聚糖结合,可形成黏蛋白,参与除角质化外的所有其它细胞功能。

表皮蛋白质中酪氨酸、胱氨酸、组氨酸和色氨酸的含量是真皮蛋白质的3~4 倍。真皮中有较高含量的脯氨酸、羟脯氨酸、丙氨酸和苯丙氨酸。蛋白质被蛋白酶分解,在炎症过程中参与趋化多肽的释放。

当蛋白质随着表皮角质细胞脱落后,与汗液、皮脂一起形成皮脂膜,在皮肤微生物的作用下氨基酸被释放,可以被皮肤吸收,作为皮肤的一种营养源。

3. 脂质

皮肤脂质包括脂肪和类脂。

脂肪位于皮下组织,通过 β-氧化(β-oxidation)提供能量。β-氧化是指脂肪酸氧化生成乙酰辅酶 A 的途径。脂肪酸活化成脂酰辅酶 A 后,逐步氧化脱下乙酰辅酶 A,每次氧化从 β 碳原子开始,故名 β-氧化。

类脂包括磷脂、糖脂、胆固醇和胆固醇酯。表皮中的胆固醇和磷脂含量高于真皮。皮肤中的胆固醇以游离的方式存在,可以在紫外线照射下经脱氢酶转化为 7-去氢胆固醇,合成维生素 D。角质形成细胞在分化过程中的一个重要功能是合成脂质,即从终末分化到角质形成细胞死亡,在颗粒层顶部合成脂质,分泌并填充在角质形成细胞之间。表皮脂质的氧化和分解过程与其它组织相似,它们可以在细胞质中被水解成甘油和脂肪酸。

表皮中最丰富的必需脂肪酸是亚油酸和花生四烯酸。亚油酸与表皮细胞膜中的磷脂发生酯化反应,维持皮肤的屏障功能。花生四烯酸是前列腺素等花生四烯酸代谢产物的前体。

皮肤上的一些常居细菌(如痤疮丙酸杆菌和马拉色菌)为嗜脂菌,皮肤分泌皮脂和脱落角质细胞中的脂质为它们提供了丰富的营养。同时,这些菌群也会释放酯酶,能将甘油三酯分解成游离脂肪酸,对皮肤营造酸性环境具有重要贡献。

4. 其它营养物质

皮肤中的水大部分储存在真皮中。水的代谢受全身各处水分代谢的影响。

皮肤中有丰富的电解质，包括钠、钾、镁、氯、钙、磷、锌、铜等元素，占皮肤重量的 0.6%。电解质在维持表皮细胞的功能中起着重要的作用。

（五）体温调节

人和高等动物机体都具有一定的温度，这就是体温。体温是机体进行新陈代谢和正常生命活动的必要条件。体温分为表层体温和深层体温。人体的外周组织（即表层）包括皮肤、皮下组织和肌肉等的温度称为表层温度。机体深部（心、肺、脑和腹腔内脏等处）的温度称为深层温度。

1. 表层体温

体温是指人体内部组织和器官的平均温度，一般正常范围为 36.5～37.5℃。

皮肤温度是指皮肤表面的温度，随环境温度和解剖部位的不同而变化。当环境温度为 23℃时，额头皮肤温度为 33.0～34.0℃，躯干部为 32℃，手部为 30℃，脚部为 27℃，腋窝、腹股沟等皱褶区稍高。当环境温度高于 32℃时，不同皮肤部位之间的差异减小。在寒冷的环境中，手和脚上的温度显著降低，头部温度变化相对较小。

皮肤温度与局部血流密切相关，为此影响皮肤血管收缩的因素也会影响皮肤温度。紧张可能会增加血管紧张素的水平，使血管收缩，导致皮肤温度降低。寒冷的环境也会使血管收缩，减少血液流动，导致皮肤温度下降。而在炎热的环境中，恰恰相反。

皮肤温度的变化，在一定程度上影响着皮肤微生物的生长繁殖和分布。在皱褶区，皮肤温度相对较高，加上湿度大，有利于微生物的增殖。

2. 散热过程

人体主要散热部位是皮肤。皮肤散热主要有两种形式，即辐射、传导和对流散热以及蒸发散热。

当环境温度低于体温时，大部分的体热通过皮肤的辐射、传导和对流散失，一部分热量通过皮肤汗液蒸发来散发，呼吸、排尿和排粪也可散失一小部分热量。在环境温度为 21℃时，约 70% 的体热通过皮肤的辐射、传导和对流散失，约 27% 的体热通过皮肤水分蒸发散失，约 2% 的体热通过呼吸散失，约 1% 的体热通过排尿、排粪散失。

当环境温度等于或高于皮肤温度时，蒸发散热就成为机体主要散热方式。人体蒸发散热有两种形式：即不感蒸发和可感蒸发。

① 不感蒸发。人体即使处在低温环境中，没有汗液分泌，皮肤和呼吸道

都不断有水分渗出而被蒸发掉，这种水分蒸发称为不感蒸发。这种皮肤水分的蒸发又称不显汗，即这种水分蒸发不为人们所察觉，并与汗腺的活动无关。在室温30℃以下时，不感蒸发的水分相当恒定，有$12\sim15g/(m^2 \cdot h)$水分被蒸发掉，其中一半的水分是由呼吸道蒸发的，另一半的水分是由皮肤的组织间隙直接渗出而蒸发的。人体24h的不感蒸发量为$400\sim500mL$。

② 可感蒸发。汗腺排泄汗液的活动称为发汗。发汗是可以意识到的，有明显的汗液排泄。因此，汗液的蒸发又称之为可感蒸发。人在安静状态下，当环境温度达30℃左右时便开始发汗。如果空气湿度大，而且着衣较多时，气温达25℃便可引起人体发汗。人进行劳动或运动时，气温虽在20℃以下，亦可促使发汗，而且汗量往往较多。蒸发散热受环境中温度和湿度影响。环境温度越高，发汗速度越快。如果在高温环境中时间太长，发汗速度会因汗腺疲劳而明显减慢。湿度大，汗液不易蒸发，体热因而不易散失。此外，风速大时，汗液易蒸发，汗液蒸发快，容易散热而使发汗速度变小。劳动强度也影响发汗速度。劳动强度越大，产热量越多，发汗量越多。精神紧张或情绪激动而引起的发汗称为精神性发汗，主要见于掌心、足底和腋窝。精神性发汗的中枢可能在大脑皮层运动区。精神性发汗在体温调节中的作用不大。

3. 体温调节

体温调节由温度感受器所触发。感受温度刺激的感受器为温度感受器（thermoreceptor）。温度感受器分为外周温度感受器和中枢温度感受器。

① 外周温度感受器。在人体皮肤、黏膜和内脏中，温度感受器分为冷觉感受器和温觉感受器，它们都是游离神经末梢。当皮肤温度升高时，温觉感受器兴奋；而当皮肤温度下降时，则冷觉感受器兴奋。

② 中枢温度感受器。在脊髓、延髓、脑干网状结构及下丘脑中有温度感受器。

下丘脑前部的热敏神经元和冷敏神经元，既能感受它们所在部位的温度变化，又能对传入的温度信息进行整合。因此，当外界环境温度改变时，可通过皮肤的温觉、冷觉感受器的刺激，将温度变化的信息沿躯体传入神经，再经脊髓送至下丘脑的体温调节中枢；此外，外界温度改变可通过血液引起深部温度改变，并直接作用于下丘脑前部。

脊髓和下丘脑以外的中枢温度感受器也将温度信息传递至下丘脑前部。通过下丘脑前部和中枢其它部位的整合作用，由下述3条途径发出指令调节体温：a.通过交感神经系统调节皮肤血管舒缩反应和汗腺分泌；b.通过躯体神经改变骨骼肌的活动，如在寒冷环境时的寒战等；c.通过甲状腺和肾上腺髓质的激素分泌活动的改变来调节机体的代谢率。皮肤温度感受器兴奋主要调节皮肤血管舒缩活动和血流量；而深部温度改变则主要调节发汗和骨骼肌的活动。通过上述复杂的调节过程，可使机体在外界环境温度改变时能维持体温相对稳定。

第二节
皮肤微生物菌群概述

一、认识皮肤微生物菌群的里程碑

（一）文献

1965年新西兰奥塔戈大学Molly Marples教授的著作《人类皮肤的生态学》，首先主张皮肤是一个生态系统的观点，该书将前臂皮肤比喻为"沙漠"，将头皮比喻为"凉爽林地"，将腋窝比喻为"热带雨林"等，阐述微生物种群在不同栖息地的微生物多样性，并区分了常居和暂居微生物种群。1981年英国伦敦圣约翰皮肤病医院的威廉·C·诺布尔（W. C. Noble）的著作《人类皮肤微生物学》（Microbiology of Human Skin），描述了皮肤作为微生物栖息地、皮肤上的微生物居民和皮肤的生态系统。

（二）人类微生物组学计划

2007年，美国国家卫生研究所（National Institutes of Health，NIH）制定人类微生物组计划（Human Microbiome Project，HMP），该计划旨在收集跟人体相关的所有微生物，探讨微生物菌群的丰度对人体的影响，从而帮助人们了解其在人类健康和疾病中的作用。该计划采用16S rRNA基因测序技术，完成了口腔、皮肤、远端肠道和阴道等身体部位的微生物种群。体内至少有十倍于人类细胞的细菌（大约10^{14}个细菌细胞，而10^{13}个体细胞），其中每克粪便物质含10^{12}个细菌，而每平方厘米皮肤细菌含量高达10^6个。此外，微生物组中有1000000个基因，而人类基因组中有23000个基因。

人体不同部位的微生物菌群，表现出明显的多样性差异。按降序排列，人的肠道中估计有4000种细菌，其中以拟杆菌属（*Bacteroidetes*）、普雷沃菌属（*Prevotella*）和乳杆菌属（*Lactobacillus*）为主；皮肤上有1200种细菌，其中以丙酸杆菌属（*Propionibacterium*）、葡萄球菌属（*Staphylococcus*）和棒状杆菌属（*Corynebacterium*）为主；口腔内有800种细菌，其中以链球菌属（*Streptococcus*）为主；阴道内有300种细菌，其中以乳酸菌为主。在与人类相关的大约20个门的1200个物种中，所有皮肤部位的大多数物种（超过90%）只来自四个门，即放线菌门（Actinobacteria）(52%)、厚壁菌门（Firmicutes)(24%)、变形杆菌门（Proteobacteria)(16%)和拟杆菌门（Bacteroidetes)(5%)。与其它微生物生态系统一样，人类微生物菌群中高度丰度的属在较高比例的受试者中普遍存在，而较低丰度的属在其分布上受到更多的限制。

2009年，美国国家卫生研究所、美国国家人类基因组研究所（National Human Genome Research Institute，NHGRI）与美国国家癌症研究所（National Cancer Institute，NCI）联手合作，共同研究了10名健康人皮肤表面微生物菌群，结果显示皮肤表面覆盖了包括19个门，205个属，多达11.2万种细菌。皮肤微生物菌群主要存在于表皮最外层以及毛囊开口处，大多数细菌以微小菌群的形式存在，其中绝大多数与人类具有良好的共生关系，通常情况下并不致病，是人类生命存在不可分割的组成部分。

二、皮肤微生物菌群

（一）皮肤微生物菌群定植

定植（colonization）是指微生物在一定环境（如皮肤、肠道）中长期存活并繁殖的过程。

母亲的子宫是无菌环境，胎儿皮肤处于无菌状态。出生时和出生以后，婴儿皮肤第一次暴露在有大量微生物的环境中，皮肤开始了微生物的定植过程。皮肤微生物定植通常在出生时开始，因此分娩方式的选择决定了婴儿最初接触的微生物源是母亲的阴道微生物，还是周围环境的微生物，不同的接触方式影响着皮肤微生物的初始定植。

在阴道分娩过程中，婴儿会接触到母亲的阴道微生物，这种接触方式将决定初始定植的细菌菌群组成，包括乳酸杆菌、普雷沃菌、阿托伯菌（*Atopobium*）和斯内西亚菌（*Sneathia*）。剖宫产出生的婴儿，初次接触到母亲的皮肤微生物，初始定植的细菌则主要是葡萄球菌属细菌，当然这些菌不一定来自母亲的皮肤。不同分娩方式使得婴儿皮肤真菌菌群存在显著差异，经阴道分娩出生的婴儿皮肤念珠菌属（*Candida*）真菌的丰度显著高于剖宫产婴儿；经剖宫产出生的婴儿皮肤马拉色菌属（*Malassezia*）真菌的丰度高于阴道分娩者。

最初，新生儿的菌群在身体不同部位的分布完全相同，如肠道、口腔、皮肤之间没有差别。优先定植、有效地适应环境的微生物将成为后来菌群定植的主导，对早期定植非常关键，并且可能会产生长期的后果，影响菌群的多样性发展。在生态学中，有种现象被称为竞争排斥（competitive exclusion），即生态需求相同的两个物种，由于生态位冲突不能长久共存在同一地区，一个物种最终将被另一个物种取代。当两个物种竞争相同的资源时，其中一个物种即使是显示出微小的优势，如更快地生长、更有效地利用可用的营养物质或更有效地结合到周围组织的可用附着点，也将胜过另一个物种。在竞争不那么激烈的情况下，有益物种的定植可能会出现明显的延迟，如剖宫产分娩的婴儿在肠道内表现出乳酸杆菌属、双歧杆菌属和拟杆菌属的延迟定植。菌群中的优势微生物积极地改变其环境的性质，从而改变微生物生态。许多共生微生物分泌对其它物种具有抑制作用的因子，如表皮葡萄球菌产生的酚溶性调节蛋白（phenol-soluble modulin，PSM）和细菌素（bacteriocin），痤疮丙酸杆菌产生的acnecin（细菌素样物质），将影响其它菌群的定植。

早期定植的微生物可改变它们的微环境，来促进自身的生长和抑制其它微生物的生长。早期定植模式的改变，可能导致不利的后果。早期定植与免疫刺激方式有关，会严重影响婴儿免疫系统的发育，并可能导致以后发生慢性炎症和过敏性疾病。这些影响在肠道微生物菌群的案例中得到了很好的研究，但是对于皮肤微生物菌群在疾病发病机制中的确切作用却知之甚少。

新生皮肤上的胎脂（vernix caseosa，VC）也是影响早期定植的重要因素。胎脂为白色的乳状物质，在胎儿晚期形成，由脱落的高度分化的角质形成细胞和皮肤分泌的脂质混合而成。胎脂的结构与出生后皮肤角质层（SC）结构有些相似，但其角质细胞之间不通过桥粒相互连接，脂质基质也不具有层状结构。因此，胎脂被认为是一种流动的角质层。

胎脂主要由水、脂质和蛋白质组成。脂质主要来源于皮脂腺，从妊娠晚期胎儿开始合成，标志着胎儿和出生后婴儿表皮屏障逐步成熟；蛋白质成分中，许多具有抗菌特性，对新生儿皮肤菌群的早期定植非常重要。由于胎脂复杂的组成和结构，它具有多方面的生物学功能。例如，起到机械屏障的作用；在分娩时提供润滑作用；具有重要的防水性能；并可能有助于产后体温调节。由于其黏性和疏水性以及其蛋白质成分，还具有重要的抗菌功能，可保护婴儿免受病原微生物的侵染。出生时皮肤表面的 pH 值为 6.0，与胎脂有关，在出生后的 6 周内皮肤表面的酸性会稍微变强（pH 值为 5.1）。有研究显示，胎脂似乎促进了皮肤共生微生物的早期定植，促使了子宫内胎儿与子宫外新生儿生命之间的平稳过渡，并有助于形成一个平衡的皮肤微生物生态系统。

婴幼儿携带革兰氏阳性菌微球菌、棒状杆菌，以及革兰氏阴性菌比儿童或成年人更常见，且比例更高。婴幼儿携带较高比例的致病菌，例如鼻孔处会隐藏金黄色葡萄球菌和肺炎链球菌。

青春期前，皮肤常居菌主要是表皮葡萄球菌及八叠球菌（*Sarcina*），腹股沟及会阴部会分离到大肠杆菌，但痤疮丙酸杆菌水平很低，糠秕马拉色菌（*M. furfur*）在五岁以下儿童少见。随后的 10 年中随年龄增加菌量会明显上升，15 岁时接近成人水平，痤疮丙酸杆菌的数量也随着青春期的到来、皮脂分泌量的增加以及游离脂肪酸量的增加而增加。

（二）皮肤正常微生物菌群

在胎儿出生后瞬间，各种微生物开始在皮肤表面寻找适合定居的地方。有些微生物找到适合生存的场所，可与皮肤长期共存，但是也有些微生物没有找到合适的环境，会迅速离开或死亡。皮肤微生物菌群的种类和数量符合微生态规律，从新生儿、婴幼儿、青少年、成人到老年人，虽然不同个体之间或不同部位之间存在差异，但皮肤微生物菌群都可以与皮肤保持相对平衡。这些微生物被认为是皮肤的正常菌群（normal flora），它们定居在宿主体表和与环境相通部位，对宿主有益或无害，是机体生命过程中不可或缺的部分。它们在维持皮肤的生态平衡、提供最外层的生物屏障、防御外来病原体的入侵和参与生理功能方面发挥着关键作用。人体内部或外部环境的变化，将导致菌群结构破坏，有利于病原体的入侵，或者使正常的微生物菌群转化为病原体菌群，从而导致毒素的产生，引起皮肤和器官发病。

常居菌群（resident flora）和暂居菌群（transient flora）构成皮肤的正常菌群。皮肤正常菌群在不同个体之间以及不同的皮肤部位之间，存在很大的差异。

1. 皮肤常居菌群

常居菌群也称为固有性细菌，是指能从大部分人的皮肤上分离出来的微生物。

人体不同部位的细菌和真菌的结构和组成差异很大，但总体来说，细菌主要由放线菌门（Actinobacteria）、拟杆菌门（Bacteroidetes）、变形菌门（Proteobacteria）、厚壁菌门（Firmicutes）等门的菌组成。从属水平上看主要由丙酸杆菌属、葡萄球菌属（*Staphylococcus*）、假单胞菌属（*Pseudomonas*）、红球菌属（*Rhodococcus*）、链球菌属（*Streptococcus*）、棒状杆菌属（*Coryne-bacterium*）等属的细菌组成。真菌的种类和丰度远比细菌少，真菌主要由子囊菌门（Ascomycota）、担子菌门（Basidiomycota）和未分类真菌（*unclassified_k_Fungi*）组成。从属水平上看主要由曲霉属（*Aspergillus*）、枝孢属（*Cladosporium*）、毛孢子菌属、马拉色菌属（*Malassezia*）、节菌属（*Wallemia*）、假丝酵母属（*Candida*）、未分类子囊菌门下某属、链格孢属（*Alternaria*）、红酵母属（*Rhodotorula*）等属的真菌组成。

（1）细菌

① 凝固酶阴性葡萄球菌。最常见的凝固酶阴性葡萄球菌（Coagulase-negative *staphylococci*，CNS）是表皮葡萄球菌（*S. epidermidis*），其它的凝固酶阴性葡萄球菌包括人葡萄球菌（*S. hominis*）、头状葡萄球菌（*S. capitis*）、奥尔里斯葡萄球菌（*S. aolris*）、鼻窦葡萄球菌（*S. sgaroclyticus*）、沃氏葡萄球菌（*S. warneri*）、溶血葡萄球菌（*S. hemolyticus*）、腐生葡萄球菌（*S. saprophyticus*）、克氏葡萄球菌（*S. cohnii*）、木糖葡萄球菌（*S. xylosus*）和模仿葡萄球菌（*S. simulans*），前两种是最丰富的。

表皮葡萄球菌作为人类皮肤中最主要的微生物，是皮肤正常微生物菌群中最重要的成员之一。表皮葡萄球菌最丰富的地方是躯体的上部，占常居葡萄球菌的 50% 以上，在维持皮肤微生态平衡方面具有重要意义。当皮肤微生态失调时，表皮葡萄球菌可作为条件致病菌引起感染。不同皮肤环境的表皮葡萄球菌的表型不同，分离自湿疹病人的表皮葡萄球菌不能抑制金黄色葡萄球菌（*S. aureus*）的生长，而分离自健康人群的表皮葡萄球菌可以抑制金黄色葡萄球菌的生长。

另一种重要的皮肤常居细菌是人葡萄球菌。它往往栖息于腺体分泌旺盛的部位，如腋窝、臀部、耻骨联合、会阴、腹股沟和腿部。头状葡萄球菌主要分布在头皮、额叶、眉毛、面部、颈部、外耳道和皮脂腺分泌开口的部位，而在皮肤的其它部位它以暂居菌群形式生活。耳葡萄球菌（*S. auricularis*）主要居住在外耳道部位，与头状葡萄球菌共同构成外耳道的优势共生细菌。作为葡萄球菌中的一种厌氧菌，解糖葡萄球菌（*S. saccharolyticus*）主要生活在额叶区和肘窝的部位，以及其它部位，如手指、臀部和腰部，甚至分布在上述部位的毛囊，占正常微生物菌群的 20%。解糖葡萄球菌虽然生长缓慢，数量稀少，但被认为是一种常居菌群，因为它符合常居菌群的定义，但是在皮肤微生态研究中常常被忽视。然而，现在人们意识到解糖葡萄球菌可能是皮肤微生物的一个重要类别。

其它葡萄球菌，如沃氏葡萄球菌、溶血葡萄球菌、腐生葡萄球菌、克氏葡萄球菌、木糖葡萄球菌和模仿葡萄球菌，被归类为暂居菌群。

② 丙酸杆菌。丙酸杆菌属于 G^+ 细菌，不运动，不生孢，为多形态杆菌，大小为 $(0.5\sim0.8)\mu m\times(1\sim5)\mu m$，常呈圆端或尖端的棒状；有的细胞为类球状，分叉或分枝，但不成丝状。细胞单个、成对或呈短链，呈 V 字或 Y 字形出现，或呈方形排列。兼性厌氧，有不同程度的耐氧性，大多数菌株可在稍缺氧的空气中生长，在血琼脂上的菌落通常凸起、半透明、有光泽。需复杂营养，发酵代谢，利用葡萄糖和其它糖类化合物产大量的丙酸和乙酸，常有少量的气体，最适生长温度 30～37℃。存在于人皮肤的丙酸杆菌主要是痤疮丙酸杆菌（*P. acnes*）。痤疮丙酸杆菌因致病力不同，分为几种表型。痤疮丙酸杆菌发酵皮脂产生短链脂肪酸或抗菌肽等，抑制致病菌如金黄色葡萄球菌或耐甲氧西林金黄色葡萄球菌（Methicillin-Resistant *Staphylococcus aureus*）的定植，也是潜在的皮肤益生菌，对维持皮肤健康具有重要的意义。

③ 微球菌。微球菌（*Micrococci*）属于 G^+ 细菌，在皮肤中并不像葡萄球菌那样常见，目前在皮肤中已分离出 8 个种，包括藤黄微球菌（*M. luteus*）、变细微球菌（*M. varians*）、里拉微球菌（*M. lylae*）、西宫微球菌（*M. nishinomiyacnsis*）、克氏微球菌（*M. kristinae*）、栖息微球菌（*M. sedentarius*）、运动微球菌（*M. Agieis*）和玫瑰色微球菌（*M. Roseus*），其中最常见的类型是藤黄微球菌，与变细微球菌一起构成优势共生细菌。里拉微球菌和克氏微球菌在儿童皮肤上更常见，且里拉微球菌在寒冷的季节更常见。

④ 棒状杆菌。棒状杆菌（*Corynebacterium*）是具有多形性的革兰氏阳性微生物之一。最常见的棒状杆菌是白喉杆菌（*C. diphtheriae*），它占皮肤常居菌群的大多数，分为好氧菌和厌氧菌；其次是短杆菌。

⑤ 需氧性类白喉杆菌。需氧性类白喉杆菌分布于皱褶和潮湿部位，如腋、腹股沟、臀部沟、指间、鼻、咽、结膜和外耳道等部位，多见于出汗多的个体。需氧性类白喉杆菌可分为亲脂型和非脂肪型两种类型。前者是主要类型，可通过皮肤皮脂中的油酸促进其生长。

⑥ 厌氧类白喉杆菌。厌氧类白喉杆菌是毛囊和皮脂腺中的常居菌群之一，是皮肤正常微生物的优势菌类之一。最常见的是痤疮丙酸杆菌（*C. acnes*），它作为厌氧类白喉杆菌之一，是皮肤微生态系统的主要成员。它在维持皮肤微生态系统的稳定性和皮肤脂质的代谢中起着重要作用。皮肤微生态的紊乱，可能导致 *C. acnes* 的过度增殖，这是痤疮重要的致病因素之一。微生物的数量与

皮脂腺丰富部位的皮脂产生平行，如头皮、额叶、胸部和背部。*C. acnes* 的量在青春期达到高峰，然后在成年人中稳定，直到老年才减少。*C. granulosum* 含量仅低于 *C. acnes*（在棒状杆菌中约占 20%），广泛分布于各处，尽管在富含皮脂的部位更容易分离。它在黑头粉刺中相当常见，并且被认为是痤疮的病原体之一。另一类棒状杆菌，*C. avidum*，倾向于居住在潮湿的部位，如腋窝、会阴和鼻腔。

⑦ 短芽孢杆菌。短芽孢杆菌（*Bacillus brevis*）能产生蛋白酶，生长非常快。它可以在足癣患者的趾间观察到，并且能够在足部产生可怕的气味。

（2）真菌

真菌（mycoflora）在人体微生物组中所占比例不到 1%，但真菌菌群在人体健康与疾病状态中扮演着关键角色。人体不同部位（如口腔、肺部、消化道、阴道以及皮肤）真菌组的结构和组成被解析，其在人体健康和疾病中的重要地位也被认识。同时人体真菌组对细菌组的组成也有影响，是维持微生物组结构和代谢功能稳定的关键物种。真菌组对宿主的免疫应答作用也对某些疾病的发生发展有显著影响。人体皮肤不同部位的真菌存在差异，主要有马拉色菌属、念珠菌属等属多种真菌。

① 马拉色菌。马拉色菌属（*Malassezia*）属于担子菌门黑穗菌亚门马拉色菌纲中一个独特的亲脂属，通常从温血动物中分离出来，是人类皮肤菌群的主要成员。

马拉色菌属真菌具有亲脂性，生长需要皮脂腺分泌的脂质化合物，在前额、前臂、腹股沟、耳后、肘窝等部位含量最丰富。马拉色菌属包括糠秕马拉色菌、合轴马拉色菌（*M. sympodialis*）、球形马拉色菌（*M. globosa*）、限制马拉色菌（*M. restricta*）、厚皮马拉色菌（*M. pachydermatis*）等 14 个菌种，其中 11 种参与人体皮肤微生态构成。马拉色菌属不同分离株的生长速率不同，糠秕马拉色菌和球形马拉色菌生长速率快，实验室分离率高，曾被认为是皮肤中含量最丰富的马拉色菌属菌种。定量培养方法显示，后背皮肤糠秕马拉色菌含量较高，头皮和前额皮肤球形马拉色菌含量较高。然而，近年的分子学研究则发现，皮肤中含量最丰富的马拉色菌属真菌为球形马拉色菌和限制马拉色菌，含量远高于糠秕马拉色菌。进一步微生态分析证实，手臂、足部、躯干和头面部等不同部位皮肤中，马拉色菌属的结构有明显区别，但不同个体的相同身体部位差别不大。在外耳道、耳后和前额皮肤中，限制马拉色菌含量最丰富，后背、枕后部和腹股沟球形马拉色菌最丰富，鼻孔、肘窝等其它身体部位则为马拉色菌的混合菌种，而足部的真菌构成多样化，包括马拉色菌属、曲霉属（*Aspergillus*）、隐球菌属（*Cryptococcus*）、红酵母属（*Rhodotorula*）和附球菌属（*Epicoccum*）等。

马拉色菌属真菌与常见皮肤疾病有关，如头皮屑、特应性皮炎、花斑糠疹、脂溢性皮炎和系统性疾病等。

② 念珠菌。正常情况下，口腔黏膜中念珠菌属（*Candida*）真菌的分离率高达 40%。白色念珠菌在正常皮肤中的分离率为 15%。近平滑念珠菌（*C. parapsilosis*）和热带念珠菌（*C. tropicalis*）是非亲脂性酵母，在趾间具有较高的分离率。广谱抗生素、免疫抑制剂和大剂量糖皮质激素可能导致念珠菌的大量增殖，进而导致疾病。

③ 皮肤癣菌。与足癣有关的一些皮肤癣菌在一部分人群趾间为常居菌。

（3）原生生物（原虫）

原生生物（*Protozoan*），例如毛囊蠕形螨（*Demodex folliculorum*），栖息于毛囊和皮脂腺中，在面部和头皮等富含皮脂的部位具有较高的分离率。

（4）病毒

关于病毒（virus）是否应该包括在皮肤正常的微生物群落中，这仍然是一个具有争议的问题。然而，单纯疱疹病毒（*Herpes simplex virus*）和水痘-带状疱疹病毒（*Varicella-zoster virus*）可以在皮肤的某些部位停留很长时间，甚至一辈子。前者主要位于皮肤和黏膜之间的边界，如口腔、嘴唇和生殖器官，病毒处于潜伏状态，这种病毒甚至在基底细胞中定居。一般来说，由于局部免疫系统，病毒很难增殖。然而，一旦有机会，如宿主的抵抗力下降和局部免疫缺陷，病毒就会引发疾病。

细菌中的病毒又称为噬菌体。病毒对皮肤微生态的影响研究还很少，近几年有关肠道噬菌体对肠道健康影响的报道逐渐多起来，而对皮肤健康的影响报道还较少。已有针对金黄色葡萄球菌的噬菌体用于特异性地治疗金黄色葡萄球菌感染。

2. 皮肤暂居菌群

皮肤暂居菌群主要包括金黄色葡萄球菌、链球菌、八叠球菌、奈瑟菌（*Neisseria*）和革兰氏阴性棒状杆菌。皮肤暂居菌群是指暂时居住在皮肤上的微生物，其在一段时间后可能消失。

（1）金黄色葡萄球菌

由于人皮肤对凝固酶阳性的金黄色葡萄球菌具有天然的抵抗力，金黄色葡萄球菌很难居住在健康的皮肤上。然而，如果考虑定量，在整个皮肤生态系统中很容易追踪到金黄色葡萄球菌。皱褶部位的金黄色葡萄球菌阳性率很高，例如会阴区为 20%，而鼻子则更高。金黄色葡萄球菌在人口中的持续寄居率估计为 20%～40%；在糖尿病患者、静脉吸毒者、透析患者或其它住院患者皮肤上的寄居率甚至更高。金黄色葡萄球菌在银屑病和特应性皮炎患者的皮肤中是最常见的，在皮肤和黏膜上可导致化脓性感染。特应性皮炎患者的金黄色葡萄球菌丰度明显高于正常皮肤。

（2）链球菌

链球菌属于 G$^+$ 细菌，呈球形或圆形，以发芽形式或串珠样排列存在。根据溶血性可分为三种类型：α 型、β 型和 γ 型。皮肤上存在各种类型的链球菌，并广泛分布。一般来说，α 型溶血性链球菌或 γ 型非溶血性链球菌可见于健康个体的鼻子和喉咽部，但在皮肤上很难检测到。然而，在新生儿后期，α 型溶血性链球菌或 γ 型非溶血性链球菌的皮肤分离率较高。溶血性链球菌具有很强的毒力，容易导致化脓性感染。链球菌属于条件致病菌。分离自年轻人皮肤上的链球菌代谢产生的亚精胺有助于改善皮肤结构和屏障功能。

（3）奈瑟氏菌

奈瑟菌属于 G$^-$ 细菌，对氧有特殊要求，产生氧化酶和过氧化氢酶。在健康个体的鼻咽中奈瑟菌的分离率很高，但在皮肤上却是罕见的。只有细胞内奈瑟菌（*Neisseria intracellularis*）或淋病奈瑟菌（*Neisseria gonorrhoeae*）在人体内是致病的。

（4）革兰氏阴性杆菌

由于皮肤干燥，革兰氏阴性杆菌不是常见的皮肤菌群。然而，作为皮肤暂居的菌群，它通常来自胃肠道排泄物的污染。它可以在健康个体的潮湿部位（如会阴、腋窝、趾间和鼻黏膜）检测到。

① 不动杆菌。不动杆菌（*Acinetobacter*）属于 G$^-$ 杆菌，呈杆状，静止期呈球形，常成对，也可呈不同长度的链状，无芽孢。为严格好氧菌，在自然界中广泛存在。它可以在超过 25% 的健康个体皮肤上检测到，男性的分离率高于女性。由于汗液分泌增多，湿度大，夏季不动杆菌的量特别高。

② 埃希氏菌。作为革兰氏阴性杆菌，埃希氏菌（*Esherichia*）被认为是人类肠道中正常的微生物菌群之一。最常见的类型是大肠杆菌，在婴儿和儿童的正常皮肤中可以检测到，它对人类没有危险。相反，它有助于在肠道合成 B 族维生素和维生素 K，对人体有益。然而，某种类型的大肠杆菌在免疫抑制的情况下，可能会引起皮肤感染。

③ 变形杆菌。作为人类肠道中的正常菌群，变形杆菌（*Proteus*）可作为暂居菌群存在于人类皮肤中。通常，它是非致病性的。然而，在不寻常的条件

下，它可能迅速增殖，导致数量增加，并成为条件致病菌。

④ 假单胞菌。假单胞菌（*Pseudomonas*）在自然界中广泛存在，由许多类型组成，最重要的类型是铜绿假单胞菌。虽然它是人类肠道中的常居菌群，但是铜绿假单胞菌为皮肤中的暂居菌群。在免疫缺陷患者或住院患者中，铜绿假单胞菌的量可能显著增加。铜绿假单胞菌的毒力来自结构成分、毒素和酶，这些成分和酶可能导致手术切口、烧伤伤口感染，甚至更糟糕的是导致败血症。

⑤ 产碱粪肠球菌。产碱粪肠球菌（*Alkaligenes faecalis*）是人类肠道中的一种常居菌群，它也可以在小部分健康的个体皮肤中分离出来。

（三）皮肤微生物营养和微环境

营养成分的种类及其浓度对细菌的生长起着关键性的作用，不仅可能改变皮肤寄居微生物菌群的生长速率和密度，还可能影响皮肤寄居微生物菌群不同类型的转换及其表型的表达，影响其生化代谢和生理反应。寄居在皮肤的微生物菌群处在开放性的而非封闭性的微环境系统中，皮肤微环境中营养成分、微生物菌群的代谢产物的种类和浓度不断变化，以及微生物菌群之间平衡的产生和打破，使皮肤微生态处于动态变化之中。

寄居于皮肤的微生物菌群所需要的营养成分包括碳/能源、氮源、氧、磷酸盐、硫、多种离子以及维生素等。皮肤寄居菌群对营养物质的需要有相同之处，也有各自的特点。绝大多数寄居在人类皮肤的微生物菌群噬有机化合物，需要有机化合物作为其营养物质。有机类营养成分的氧化可为其提供必要的能源。维生素，对皮肤寄居菌群的优势菌群革兰氏阳性菌是必需的，其至少需要一种维生素；但革兰氏阴性菌则并不需要维生素，甚至不需要有机物作为其氮源。

不同微生物菌落对营养成分的需求有差别，主要取决于其细胞的基因型。基因型的表达则与胞浆内酶的组成有关，涉及经细胞膜转运某种分子到细胞内的能力。通常情况下，大分子、多聚体分子和极性分子需要经特异性蛋白转运体才能从细胞外转运到细胞内。微生物细胞对抑制剂的敏感性，取决于该细胞能否将抑制剂转运到细胞内的特定作用靶点。但在皮肤微环境中有许多亲脂类化合物分子，包括营养物质和抑制剂，并不需要特异性转运体就能够直接穿过脂质胞膜层进入细胞内。

皮肤微环境中存在的物质大体上可分为水溶性物质和脂质两大类。前者包括胞外酶类、无机离子、氧、碳/能源、氮源和维生素等；后者包括营养性脂质和抑制性脂质。

1. 水溶性物质

（1）无机离子

寄居于皮肤的微生物菌群在生长繁殖过程中需要多种无机离子，如磷、硫、钾、钠、镁、钙、铁、锌、钴、锰、铜、钼等。各类无机盐的作用主要有以下几个方面。①构成有机化合物，成为菌体成分。细菌合成 DNA、RNA 和磷脂类，需要高浓度（毫克分子水平）的磷酸盐。有些皮肤寄居细菌（如葡萄球菌、棒状杆菌和丙酸杆菌）产生的磷酸酶能水解来自各种有机分子的磷酸。②作为酶的组成成分，维持酶的活性。③参与能量的储存和转运，如细胞质内的酶需要高浓度的镁以稳定胞浆膜上的 ATP 酶能量转运系统。④调节菌体内外的渗透压。增加培养液中离子浓度，可增加渗透压强度和降低环境中水活度。通常，革兰氏阴性细菌对环境中高渗透压的耐受较差，其胞浆内的渗透压较低；革兰氏阳性细菌的胞浆内则有较高的渗透压，能适应环境中升高的渗透压，可耐受高盐浓度，能生长在水活度较低的环境中。⑤某些无机离子与细菌的生长繁殖和致病作用密切相关。在一定浓度范围内，无机离子可影响细菌的生长速率和密度。

（2）氢离子

氢离子是微生物所需要的多种无机离子之一，其浓度决定了局部环境的 pH 值，pH 值可以明显影响寄居于皮肤的微生物的生长速率。不管外环境中 pH 值如何，细菌尽可能使其细胞内 pH 值保持在中性，这对于细菌的存活是必要的。正常皮肤表面偏酸性，其 pH 值约为 $5.5 \sim 7.0$，最低可到 4.0，最高可到 9.6，在这样的范围内，几乎所有寄居于皮肤的微生物都可以存活。丙酸杆菌可在 pH 值 $4.5 \sim 8.0$ 之间生长，最佳 pH 值为 $5.5 \sim 6.0$。丙酸痤疮杆菌耐酸，可在 pH 值 $4.5 \sim 7.5$ 之间生长。而贪婪丙酸杆菌（*P. avidum*）和颗粒丙酸杆菌（*P. granulosum*）在 pH 值 $5.0 \sim 8.0$ 之间均能生长。

pH 值影响胞外酶的产生。细菌在持续培养过程中，在适合细菌生长的 pH 值的上限和下限处，检测到的酯酶、蛋白酶、磷酸酶和透明质酸溶解酶的水平均较低。在低 pH 值时，丙酸杆菌产生高水平的酯酶，而葡萄球菌在 pH 值 5.0 或以下时无酯酶产生，当 pH 值提高至 6.5 时，产生的酯酶才能达到丙酸杆菌的水平。因此，在低 pH 值时，丙酸杆菌能生长，而其它皮肤寄居菌群能存活但不生长。在高 pH 值时，丙酸杆菌则处于不利环境，生长速率和胞外酶量产生均降低，而其它皮肤寄居菌群则生长迅速，胞外酶的产生也达到了高峰。因此可以说，皮肤微环境的 pH 值在决定哪些微生物菌落能在皮肤定居起了重要作用。通过抗体抑制皮肤寄居菌，当痤疮丙酸杆菌被抑制后，皮肤上的游离脂肪酸的水平降低，表明痤疮丙酸杆菌是皮肤上分解脂质的酯酶的主要来源。在皮肤局部 pH 值提高到 6.0 时，葡萄球菌产生的酯酶可能起着更为主要的作用。

（3）氧

根据皮肤寄居菌群对氧的需求，可将其分为专性需氧菌（如棒状杆菌和微球菌）和兼性厌氧菌（如葡萄球菌）（表 2-1）。兼性厌氧菌能利用氧参与电子转移相关的磷酸化系统，如在缺氧或氧分压很低时，兼性厌氧菌依赖于基质水平的磷酸化，称之为发酵。当氧供给有限和存在硝酸盐以及反丁烯二酸盐时，兼性厌氧菌就利用厌氧呼吸，并将硝酸盐和反丁烯二酸盐作为电子接受体。

表 2-1　皮肤微生物菌属与氧的关系

菌属名称	与氧的关系	菌属名称	与氧的关系
微球菌属	需氧	大肠杆菌	兼性厌氧
葡萄球菌属	兼性厌氧	沙雷氏菌属	兼性厌氧
丙酸杆菌属	微需氧	变形杆菌属	兼性厌氧
棒状杆菌类	需氧和兼性厌氧	天命菌属	兼性厌氧
糠秕孢子菌	需氧	假单胞菌属	需氧,厌氧
不动杆菌属	需氧	呼吸肠杆菌属	兼性厌氧

（4）碳/能源

① 糖类和多元醇。寄居于皮肤的微生物菌群，除了葡萄糖以外还可以利用多种糖类或多元醇类化合物用作合成代谢过程中的碳/能源，如乳糖、半乳糖、麦芽糖、甘露糖、核糖、蔗糖、甘油、果糖和甘露醇，等等。革兰氏阴性菌对糖类的利用范围比革兰氏阳性菌要广泛，表明这类细菌还寄居到与皮肤不同的环境，如革兰氏阴性菌也寄居在肠道水性环境中，对碳/能源的利用会有所不同。皮肤寄居微生物菌群产生的胞外酶，可通过分解环境中的大分子物质产生一些能被细菌利用的糖类。这些胞外酶有酯酶、透明质酸溶解酶和神经氨酸酶等。

② 氨基酸。皮肤寄居菌能利用氨基酸作为碳/能源，主要是利用二肽和三肽。革兰氏阴性细菌，如假单胞菌和沙雷氏菌（Serratia），能利用的氨基酸种类很广；而革兰氏阳性菌能利用的氨基酸种类则较有限。已经肯定仅含氨基酸而不含糖类的培养基可支持细菌生长，如微球菌、葡萄球菌、亲脂性棒状杆菌、痤疮丙酸杆菌和贪婪丙酸杆菌。葡萄球菌和丙酸杆菌，这两类最主要的皮肤寄居菌能利用精氨酸作为碳/能源。有些营养缺陷型细菌可回复为精氨酸非

依赖型菌株，因这些细菌能灵活地适应外环境中变化的精氨酸含量。金黄色葡萄球菌、模拟葡萄球菌、头状葡萄球菌和沃氏葡萄球菌，都是稳定的精氨酸营养缺陷型菌株，也需要多种氨基酸和维生素。细菌对营养成分的需要可能使细菌局限寄居在皮肤的某个特殊部位。某些表皮葡萄球菌分离株表现为营养缺陷回复型，因此可广泛分布在各处皮肤。

③ 其它碳/能源。除了糖类、氨基酸和肽类，皮肤寄居菌群也能利用其它有机分子作为碳/能源，如乳酸、丙酮酸、乙酸、苹果酸、柠檬酸、琥珀酸、酮戊二酸等，而这些化合物均可在皮肤表面检测到。许多皮肤寄居菌群可利用碳酸和可溶性短链脂肪酸，而那些兼性厌氧菌或微需氧菌能在发酵时产生这些化合物，例如丙酸杆菌主要产生乙酸和丙酸，这些产物可被微球菌等用作碳/能源，表明寄居于皮肤的微生物之间可能存在互相寄生的关系。

（5）氮源

寄居于皮肤的革兰氏阳性细菌的主要特征之一是绝大多数需要有机氮，但不同的细菌生长所需要的氨基酸的种类和数量有差别。对于微球菌来说，最需要的是精氨酸、半胱氨酸、蛋氨酸和酪氨酸，通常也需要其它芳香族氨基酸。栖息微球菌、藤黄微球菌和西宫微球菌是 3 种比较挑剔的菌种，前者需要 11 种氨基酸，后两者则需要 6 种氨基酸，而其它微球菌种类则需要 3 种氨基酸。对于金黄色葡萄球菌而言，培养基中至少需含半胱氨酸、氨离子、盐和一种碳/能源。

在葡萄球菌属内，不同菌种之间，甚至在同一菌种的不同菌株之间，对氨基酸的需求也有很大的不同。其中最需要的氨基酸是精氨酸、脯氨酸、缬氨酸和芳香族氨基酸，而这类氨基酸，不管是游离形式的还是存在于多肽中的，均存在于皮肤微环境中。许多氨基酸对葡萄球菌和微球菌均有刺激作用。总地来讲，葡萄球菌对氨基酸的需求远远大于微球菌。

寄居于皮肤的微生物中具有能产蛋白酶和角蛋白酶的菌群，能将环境中可溶性蛋白和角蛋白分解成可利用的多肽，这也有利于那些不具有这些蛋白酶的菌群生长。

（6）维生素

革兰氏阴性细菌在有氨基酸存在时，并不需要维生素，而微球菌、葡萄球菌、丙酸杆菌和某些需氧棒状杆菌类菌群则需要一定数量的维生素。在同一菌属中或同一菌种中不同细菌对某种维生素的需要有较大差别，但所有细菌均需要生物素、烟酰胺、泛酸和硫胺素。

2. 脂质

皮肤表面存在大量的脂质，而且种类繁多。与微生物菌群有关的脂质有甘油三酯，以及酯酶作用产物（如甘油二酯、甘油单酯、甘油、长链脂肪酸等）。已知游离脂肪酸对细菌的生长具有刺激性和抑制性作用。革兰氏阴性细菌，例如大肠杆菌能摄入和氧化游离脂肪酸。

（1）作为营养素的脂质

在体外实验中，绝对需要脂质的微生物为：需氧亲脂棒状杆菌和糠秕孢子菌。油酸、反油酸、异十八碳烯酸和芥子酸可刺激亲脂棒状杆菌的生长，而亚麻酸、亚油酸和棕榈酸仅有轻度刺激作用。但有些菌株可被亚麻酸和亚油酸轻度抑制。糠秕孢子菌需要豆蔻酸或棕榈酸，而油酸可作为其刺激物。微球菌和革兰氏阴性细菌并不需要油酸或游离脂肪酸，用于这些细菌的培养基均不需要补充脂质。

（2）作为抑制剂的脂质

对微生物有抑制作用的脂质主要是中链和长链脂肪酸，抑制活性最强的是直链脂肪酸（如月桂酸和豆蔻酸），而癸酸、棕榈酸、亚油酸和亚麻酸也有一定作用。月桂酸和豆蔻酸以及甘油单酯均能抑制大多数细菌生长。常居菌和暂居菌对脂肪酸的敏感性有明显差异，因此有一种观点认为，某种特定脂肪酸能决定某种微生物在皮肤的定居。暂居菌，如金黄色葡萄球菌和化脓性链球菌，对亚油酸和亚麻酸的抑制作用比常居菌更敏感。暂居菌对亚油酸的敏感性是依赖 pH 值的，通常不是抑制剂的油酸对金黄色葡萄球菌和化脓性链球菌也有抑制作用，但对凝固酶阴性的葡萄球菌和丙酸杆菌在 pH 值 5.5 时不具有抑制活性，这样的 pH 值被认为是人类皮肤许多部位的平均值。体外实验表明，脂质是防止诸如金黄色葡萄球菌和化脓性链球菌等细菌在人类皮肤长期寄居的一种因素，尽管这些脂质并不一定是脂肪酸。

3. 合适的温度

合适的皮肤温度为皮肤菌群提供稳定的环境。虽然大多数个体由于日常的活动导致皮肤温度波动，但大多数正常菌群对温度的要求并不十分严格。例如，葡萄球菌最适温度虽然在 35℃ 左右，但其可在 20～40℃ 之间生长。如果皮肤温度能引起菌群的变化，那也是间接作用的结果。温度增加会诱导排汗，导致湿度增加，这比仅是温度增加对菌群影响更大。在腋下、腹股沟和足趾，温度和湿度的联合作用可使该处微生物数量增加。由于这些部位通常有衣服遮盖，又进一步为微生物生长提供最适条件。

皮肤温度可能在致病菌侵袭皮肤的过程中发挥重要作用。许多皮肤致病菌，如表皮寄生菌和皮肤真菌的最适生长温度为 25℃。因此皮肤表面温度较低，可能为致病菌提供了一个更加适宜的环境。引起肉芽肿皮肤病的分枝杆菌属病菌［如海鱼分枝杆菌（*M. murinum*）和嗜血分枝杆菌（*M. haemophilum*）］的最适温度在30℃。

第三节
微生物菌群之间的相互关系

生态学是研究生命系统与其环境之间相互关系的学科。皮肤微生物菌群之间，以及与宿主之间的相互作用，与皮肤乃至机体的健康和疾病的发生、发展和转归有着密切联系，本节重点陈述皮肤微生物之间的相互作用。

一、微生物菌群之间相互作用的基本类型

（一）无关共栖

无关共栖（neutralism）是指两种生活在一处的微生物，彼此生存互不影响的生存方式。实际上这种情况是罕见的，只有当菌群密度低、代谢水平不活跃以及彼此之间对环境的需要极不相同时，即菌群之间没有机会相互作用时无关共栖才可能存在。无关共栖通常会发生在菌群在宿主上的初始定植时期。

（二）偏利共生

偏利共生（commensalism）是指一种生物因另一种生物的存在或活性而得利，而后者从前者没有得到相应的利益或害处的共生现象。微生物菌群之间的这种共生关系是极其普遍的，在微生物菌群演替过程中具有重要的意义。

（三）协同作用

协同作用（synergism）是指两种菌群之间相互有利，是一种非专性的和松散的联合。具有协同作用的菌群联合它们的代谢活性，使它们能更好地进行单个菌群不能完成的物质转化，能够推动物质循环，为菌群的发展提供重要基础。

（四）互惠共生

互惠共生（mutualism）是指两物种长期共同生活在一起，彼此相互依

赖，双方获利且达到了彼此不能独立生存的程度的一种共生现象。两者之间是一种专性的和紧密的结合，是协同作用的延伸。联合的菌群结合为整体，有利于它们占据限制性单个菌群存在的生境。

（五）寄生

寄生（parasitism）是指一种小型生物生活在另一种较大型生物的体内（包括细胞内）或体表，从中获取营养生长繁殖，使后者蒙受损害甚至死亡的一种相互关系。宿主与寄生者之间一般以相当长时间的接触为特征，它可以是物质的接触或代谢作用的接触。

（六）拮抗作用

拮抗作用（antagonism）是指某种生物所产生的特定代谢产物可抑制它种生物的生长发育甚至致其死亡的现象。在微生物学中，也使用偏害共生（amensalism）概念，即两个物种生活在一起时，一个物种的存在可以对另一物种起到抑制作用，而自身却不受影响的共生现象。一个菌群的生长被另一个菌群抑制，可能由多种因素作用引起，如分泌毒物质或改变生境。

（七）竞争

竞争（competition）是指同种或不同种生物因争夺食物、空间等资源而发生的负面影响，分为种内竞争和种间竞争两种。由于菌群之间竞争资源，致使增长率和菌群密度受限。在一定环境下，竞争将导致优势菌群的建立和弱势菌群的消失。

二、细菌-细菌相互作用

（一）拮抗作用

表皮葡萄球菌被认为通过产生抗菌肽（antimicrobial peptides，AMPs）［如酚溶性调节蛋白（phenol-soluble modulins，PSMs）］来保护皮肤免受病原体的侵害。PSM-δ 和 PSM-γ 与类脂膜的相互作用类似于哺乳动物 AMPs。通过分泌这些肽，表皮葡萄球菌对皮肤病原体（如金黄色葡萄球菌和 A 群链球菌）具有选择性抗菌作用。此外，表皮葡萄球菌产生的丝氨酸蛋白酶，抑制金黄色葡萄球菌生物膜的形成和其在鼻腔中的定植。

（二）互惠共生

在一项针对特应性皮炎的治疗研究中，研究人员发现在没有治疗的情况下，表皮葡萄球菌的比例持续增加，但不同葡萄球菌之间的相互作用似乎更为复杂，这种结果似乎为葡萄球菌之间的关系开辟了新的假设，表皮葡萄球菌不仅与真核宿主有共生关系，而且与其它葡萄球菌（如金黄色葡萄球菌）也有共生关系。细菌或许可以利用这种特殊情况，如在特应性皮炎（AD）中其它细菌（如链球菌、棒状杆菌和丙酸杆菌）的相对减少，可能是由于葡萄球菌的共同作用。

在丙酸杆菌中，也存在着常见属种之间的相互作用。例如，与痤疮感染皮肤相比，在健康志愿者皮肤上的不同丙酸杆菌菌株分布有显著差异，这表明细菌菌株之间可能存在交流。

三、病毒-细菌相互作用

除了细菌-细菌的相互作用，细菌菌群也与感染它们的病毒相互作用。这些病毒通过多种机制影响细菌菌群的结构和功能，包括杀死宿主和介导遗传交换。在葡萄球菌、假单胞菌和丙酸杆菌中已知有几种噬菌体。到目前为止，还不清楚噬菌体对皮肤微生物菌群的影响程度。噬菌体已经被证明能够以一种独立于宿主的方式减少微生物的定植。在肠道中，它们通过特定的衣壳蛋白附着在管腔黏液中的特定糖蛋白上，从而形成一个抗菌层，减少细菌对黏液的黏附和定植，进而减少上皮细胞的死亡。

四、细菌-真菌相互作用

在工业界，含有细菌和真菌的复合物种类繁多，它们之间相互作用，用于生产奶酪和啤酒等食品。这些相互作用也存在于人体的许多部位，如口腔和胃肠道。然而，到目前为止大多数的临床研究都集中在细菌与白色念珠菌的相互作用上。白色念珠菌是一种常见于人体微生物菌群中的酵母菌，它也能引起数种感染。在这一背景下，混合菌群具有明显不同于单一菌群的毒力和抗性特性。例如，在医疗器械相关感染中，含有表皮葡萄球菌和白色念珠菌的生物膜，作为单一生物膜对抗菌药物的抵抗力显著增强。相反，铜绿假单胞菌生物膜的形成导致真菌细胞死亡。细菌和真菌之间交流的一种解释，是基于群体感应（quorum sensing，QS）系统。所谓群体感应系统，是细菌调节群体生理行为的一种常见机制，与细菌本身密度相关。细菌群体感应系统对细菌生物膜

（bacterial biofilm，BBF）耐药等许多特定的功能进行调节。研究观察到，细菌生物膜状态的质粒转移效率远高于液体浮游细菌，生物膜为细菌提供了更紧密的接触环境。当细菌密度达到一定水平时，细菌本身会通过群体感应系统产生信号分子，调节基因的表达并协调菌群行为，从而更容易在细菌之间捕获、重组和传播耐药基因。近年来有研究指出真菌中也存在着类似于细菌群体感应信号分子的信息素，并且介导着真菌某些生理行为的调节。

此外，铜绿假单胞菌能够在皮肤上生长，是基于皮肤和指甲感染了皮肤真菌。

五、皮肤微生物菌群之间的相互作用

正常的皮肤微生物菌群作为细菌入侵的屏障，与人体和环境一起构成了一个和谐的系统。微生物屏障的机制是复杂的，包括微生物与宿主之间的相互作用，以及微生物之间的相互作用。拮抗作用和增强作用，对屏障的完整性和正常皮肤微生态的平衡具有重要意义。

（一）皮肤微生物菌群之间的拮抗作用

皮肤微生物菌群之间相互拮抗的机制包括：微生物菌群之间竞争性消耗营养；影响 pH 值或氧化还原电位以抑制其它细菌的生长；黏附受体的竞争性组合以干扰其它细菌的定植；生产抑制物质以抑制其它细菌的生长。抑制性物质主要包括以下几类。

① 脂质降解产物。皮脂及其代谢产物可抑制细菌的生长。许多常居菌群具有酯酶的活性，例如痤疮棒状杆菌能够将甘油三酯分解为游离脂肪酸。长链游离饱和脂肪酸和油酸对化脓性链球菌和革兰氏阴性菌有抑制作用，但对葡萄球菌没有抑制作用。糠秕孢子菌具有脂氧合酶的活性，能将油酸转化为壬二酸，既能抑制棒状杆菌、葡萄球菌，又能抑制某种类型的真菌。棒状杆菌产生的丙酸，对毛癣菌有抑制作用。常居菌群分解的其它产物，如短链脂肪酸，在局部较高浓度下可以产生抑制作用。

② 细菌水解酶。痤疮棒状杆菌可产生细菌水解酶，可抑制葡萄球菌和其它棒状杆菌的生长。葡萄球菌能产生溶菌酶，可抑制其它微生物的定植。糠秕孢子菌还能产生类似水解酶的物质，对其它微生物有抑制作用。

③ 抗生素。有很多正常的皮肤微生物可以合成抗生素。例如，某种真菌能够产生链霉素、青霉素和放线菌素等抗生素，从而可在皮肤真菌病病变的边界周围检测出耐药细菌，并可在病变中分离青霉素。有些皮肤癣菌可能会产生

肽，能抑制短芽孢杆菌甚至病毒的生长，从而可抑制脚部可怕的气味。凝固酶阴性葡萄球菌和少量棒状杆菌可能会产生多肽，可抑制甚至杀死细菌（如金黄色葡萄球菌）。

④ 其它抑制物。白色念珠菌可以产生 CO_2，从而可抑制其它真菌的生长。这可能解释了为什么在感染白色念珠菌的病变中很难检测到其它真菌。链球菌和好氧球菌能产生 H_2O_2，可抑制金黄色葡萄球菌的生长。

（二）皮肤微生物菌群之间的协同作用

在皮肤微生物菌群中，不同微生物之间存在相互增强的现象。例如，痤疮丙酸杆菌和表皮葡萄球菌之间存在协同作用，它们都可以生活在毛囊和皮脂腺中。由于表皮葡萄球菌对氧气的消耗和喜欢局部较低的 pH 值，对痤疮棒状杆菌的增殖很有利；棒状杆菌和芽孢杆菌等益生菌的分泌作用和对角质蛋白的分解，能刺激表皮葡萄球菌的生长。此外，棒状杆菌和表皮葡萄球菌分解皮脂，可以促进芽孢杆菌的生长。与上述复杂的抑制剂相比，皮肤微生物还产生增强因子，包括一些脂质、氨基酸和辅酶。

一种厌氧菌的生长可能导致其它厌氧菌对氧的敏感性降低。有报道称，在小鼠模型中，一些葡萄球菌可以增强刚果嗜皮菌（*Dermatophilus congolensis*）引起的皮肤感染，这可能归因于葡萄球菌引起的趋化效应。葡萄球菌可以产生 CO_2 和一些增强因子，从而导致刚果嗜皮菌向感染病变的迁移。临床上，非常常见的是在皮肤的炎症病变中有相互增强。有人认为葡萄球菌可以产生透明质酸酶或其它未知物质，最终可增强厌氧菌的生长和黏附能力。

第四节
影响皮肤微生物菌群的因素

皮肤特殊的结构和生理特征，为微生物提供了合适的居所。然而，许多因素影响着皮肤生理甚至是皮肤结构发生变化，从而导致微生物的数量和结构发生变化。对皮肤结构和生理产生影响的因素包括：种族、性别、年龄、饮食、生活方式、气候、宿主健康状态、化妆习惯、居住环境等。

一、气候（温度和湿度）

常居菌群会受到外部"大环境"影响。

环境气候的变化，即温度和湿度的变化，会对皮肤生态环境产生影响。较高的温度和较高的湿度，将导致角质层的水化增加。一般来说，潮湿的环境会促进细菌的增殖，而干燥的环境会抑制细菌的增殖，合适的温度和湿度对于细菌的增殖是必不可少的。一项研究报告表明，当细菌接种到皮肤上时，在潮湿皮肤上的寿命比在干燥皮肤上的寿命长。前臂皮肤上的细菌在皮肤湿润状态下，24h时增加了1万倍，且革兰氏阴性棒状杆菌和念珠菌要比球菌的增加速度快得多。此外，人为引起的温度和湿度的增加（胶带封闭），可能会导致微生物的变化，如真菌从非致病类型到致病类型。然而，将胶带移除，微生物的数量可能会减少到一个正常的范围。其它因素，如当地 CO_2 水平的升高，亦影响细菌的增殖。有趣的是，一些细菌喜欢干燥和寒冷的环境。

二、种族和地理区域

了解不同种族或地理环境对皮肤微生物组组成的影响，可以帮助人们探索不同人群中某些疾病或皮肤疾病易感性变化的原因。对美国和坦桑尼亚妇女手部微生物菌群的研究表明，美国人群中丙酸杆菌、葡萄球菌和链球菌的丰度较高，坦桑尼亚妇女中环境相关的红杆菌科（Rhodobacteraceae）和诺卡菌科（Nocardiaceae）的丰度较高。这种皮肤微生物菌群的地理多样性，可能归因于两国不同的环境和生活方式。美国人口大部分时间在室内接触干燥表面，而坦桑尼亚人口则在户外进行日常活动，接触土壤、水等。

对委内瑞拉亚马逊地区与美国科罗拉多州的健康印第安人的前臂皮肤样本进行比较，发现这两个地区印第安人样本的微生物菌群组成存在显著差异。美国本土印第安人样本以丙酸杆菌为主，委内瑞拉亚马逊地区印第安人以葡萄球菌和变形菌为主。一项针对中国人的研究表明，城市和农村人口之间的皮肤微生物菌群差异很大。特拉布斯氏菌属（Trabulsiella，属于肠杆菌）在城市人口中比在农村人口中更为丰富，尤其是在前臂掌侧、眉间和手背等部位。在城市和农村居民中，丙酸杆菌的数量因皮肤部位和性别而异。在女性中，眉间丙酸杆菌在城市人口中的丰度高于农村人口，而棒状杆菌则呈现相反的趋势。参与该研究的农村成年人和老年人都是农业作业人员，因此可接触到土壤、水和其它环境微生物源，这些微生物源可能会改变他们的皮肤微生物组组成。

三、年龄

随着年龄的增长，机体自身组织结构、激素水平、营养的供给均发生变化，既然微生物菌群是机体的一个有机组成部分，那么它必然也发生着动态变化。

（一）出生时皮肤菌群

胎儿出生后，就开始暴露于"微生物环境"中。

由于出生时婴儿的健康水平存在差异，往往导致皮肤微生物菌群定植存在差异。早产儿与足月儿相比，早产儿的皮肤细菌丰度和均匀度往往低于足月儿，部分原因为存在胎龄依赖性差异。新生儿常见疾病，如呼吸道疾病、败血症、坏死性小肠结肠炎等，可能影响正在发育的皮肤微生物菌群。

（二）婴儿皮肤菌群

健康婴儿皮肤细菌菌群具有比较大的个体间差异，影响着菌群组成。尽管研究表明特定皮肤区域的菌属数量和类型在第一年内没有显著变化，但是菌群的相对丰度随着年龄的增长而增加。葡萄球菌和链球菌种类较少，这可以解释为在第一年内种群丰度和均匀度增加了。这一过程从出生后的前三个月开始，微生物定植和生态位选择之间逐渐获得平衡。婴儿皮肤的微生物菌群，随着时间的推移趋于稳定，并且与成人一样，逐渐变得具有部位特异性。

母婴之间的双向微生物传播，有助于婴儿第一年皮肤微生物定植。母婴皮肤样本中，有六种细菌属（葡萄球菌属、假单胞菌属、肠杆菌属、肠球菌属、变形杆菌属和克雷伯菌属）占优势，它们均属于厚壁菌门和变形菌门。母亲和婴儿之间的双向微生物传播，似乎在这一过程中至关重要，但从父亲那里遗传微生物菌群的作用仍缺乏文献报道。

在婴儿中，每个个体微生物菌属数量，在6个月和9个月时达到峰值，这与婴儿体力活动开始增加、食物来源开始扩大的时期相对应，随着年龄的增长婴儿皮肤微生物多样性逐渐增加。

众所周知，婴儿皮肤敏感，更容易发生炎症，如特应性皮炎和尿布皮炎，以及念珠菌病等，因此在幼儿期及时、适当地建立健康的皮肤微生物菌群，对预防炎症性皮肤病，以及减少感染具有关键作用。

（三）儿童与成人皮肤菌群

儿童的皮肤在组织结构和生理上已经发育成熟，与成人相当。

成人皮肤的微生物因细菌菌株和种类而异，每平方厘米有 $6 \times 10^2 \sim 2 \times$

10^6 个细菌。这些数字存在巨大差异，往往取决于性别、年龄和身体部位。成人皮肤表面分离和培养出的最常见微生物包括葡萄球菌、微球菌、棒状杆菌、丙酸杆菌、马拉色菌、短杆菌、不动杆菌和皮肤杆菌。

凝固酶阴性葡萄球菌构成了皮肤生态系统中发现的大多数细菌。凝固酶阴性葡萄球菌位于表皮和毛囊的上部。已从成人皮肤中分离出 18 种不同的凝固酶阴性葡萄球菌，发现定植于皮肤的葡萄球菌中约 50％为表皮葡萄球菌。腐生菌也经常从皮肤的微生物菌群中培养出来，但更具体地说是从阴道和直肠等部位培养出来的。其它从皮肤分离的凝固酶阴性葡萄球菌包括人型链球菌、华纳链球菌、溶血性链球菌和头状链球菌。凝固酶阳性葡萄球菌，即金黄色葡萄球菌，也经常从成人皮肤中分离出来。金黄色葡萄球菌广泛存在于自然界中，主要存在于人类皮肤、皮肤腺体和黏膜上，但更具体地说是存在于人类的前鼻孔。金黄色葡萄球菌在身体的某些区域并不能很有规律地被分离出来，因此被认为是一种暂居细菌。

有学者研究了葡萄球菌和微球菌以及相关棒状菌、不动杆菌、克雷伯菌、肠杆菌、芽孢杆菌和链霉菌在成人皮肤上的分布。葡萄球菌和棒状杆菌是从鼻孔和腋窝分离出的最主要和最持久的细菌。在头、腿和手臂上，葡萄球菌、棒状体、微球菌和杆菌是最主要的细菌。革兰氏阴性菌如不动杆菌最常在一年中较温暖的月份分离到。金黄色葡萄球菌和表皮葡萄球菌是从鼻孔分离的最主要和持久的葡萄球菌。表皮葡萄球菌和人葡萄球菌是从腋窝、头、腿和手臂分离的最主要和最持久的葡萄球菌。溶血性链球菌常在头部、腿部和手臂分离成功。

丙酸杆菌是毛囊和皮脂腺的常见菌群，是皮肤正常菌群中普遍存在的厌氧菌。在背部、前额和头皮的皮肤上发现的最主要的物种是痤疮丙酸杆菌。

革兰氏阴性菌在正常健康成人皮肤上并不常见，因此通常被认为是暂居细菌。出现在健康成人皮肤上的革兰氏阴性菌，包括不动杆菌属和假单胞菌属。

作为皮肤的一部分，真菌也被发现，特别是马拉色菌。已知它们存在于毛囊中。

（四）青春期皮肤菌群

进入青春期，雄性激素水平迅速上升，皮脂腺活跃，从而使皮肤表面的油脂分布发生剧烈变化，改变了微生物菌群的生存环境。

在青春期，皮肤微生物菌群已被证明显著地从厚壁菌、拟杆菌和变形菌

（β-变形菌和 γ-变形菌）转变为更亲脂的放线菌（棒状杆菌）。特别是皮脂生产过剩与共生细菌痤疮丙酸杆菌的过度定植有关。这种菌群多样性的丧失，导致皮肤微生物菌群的不平衡，并可能导致痤疮。尽管这些细菌在皮脂腺毛囊的微生物菌群中占主导地位，但在有痤疮和无痤疮的受试者中，痤疮丙酸杆菌作为机会性病原体的某些系统类型的丰度增高，与痤疮病变有关。

因此，青春期激素水平的改变，会导致皮肤生理功能变化（如汗液和皮脂增多），从而导致皮肤微生物菌群成员之间的不平衡，在某些情况下，还会导致痤疮的出现。

（五）老年人皮肤菌群

皮肤微生物组成在成年期间基本保持稳定，但随着年龄逐渐增加，躯体组织渐渐发生退行性生理变化，特别是皮脂分泌和免疫功能的改变，以及出汗量的减少，可能会影响老年人的皮肤微生物组成和结构。随着年龄的增长，皮肤微生物组的结构和组成，发生了显著的变化。研究表明，在不考虑性别影响的情况下，老年人（50～60 岁）的细菌丰度总体低于年轻人（25～35 岁），但表现出更大的组内差异。例如，对中国人一项研究表明，水栖菌属（*Enhydrobacter*）属于蛋白细菌，在老年人中比青少年和年轻人中更为丰富（分别为 5.8%、3.3% 和 2.4%），尤其是在背部和鼻孔等部位。相比之下，老年人皮肤细菌的数量少于青少年和年轻人（分别为 12.6%、21.9% 和 26.7%），尤其是在干燥和潮湿部位。此外，还有研究表明，老年人（51～90 岁）的金黄色葡萄球菌含量低于儿童和成人（分别为 4.2%、6.8% 和 6.7%）。

事实上，在老年受试者中观察到放线菌的总体丰度较低，同时其它门（厚壁菌门、拟杆菌门和变形菌门）的丰度也随着皮肤部位的不同而以不同的比例增加。表皮细菌的减少可能与衰老皮肤中观察到的皮脂分泌减少有关，因为这些物种更亲脂。

四、性别

与健康的成年女性相比，男性皮肤上携带更多的细菌，通常被认为是由于男性的皮脂腺分泌比女性旺盛。其实，影响皮肤生理特性的因素很多，如激素水平、出汗率、皮脂分泌、表面 pH 值、皮肤厚度和头发长短等，这些因素均存在着性别差异。

性别对皮肤微生物多样性的影响，主要应当归因于男性和女性性激素生产的下游效应。例如，人们认为雄性激素水平是导致男女皮肤皮脂腺和汗腺活动水平差异的关键因素，这些特征极大地促进了皮肤表面生物化学的差异。同时，激素水平的差异导致男女体毛的存在或缺失，都可能导致微生物赖以生存的微环境差异。男性与女性生理学的差异，影响着微生物菌群分布，比其它因素对皮肤微生物菌群栖息地的影响更大。

一项对男女大学生手掌区域进行取样的研究发现，皮肤表面的细菌菌群在性别上存在显著差异。例如，与女性相比，男性丙酸杆菌和棒状杆菌的含量分别高出 37％和 80％，同时葡萄球菌的含量也呈上升趋势。与男性相比，女性的肠杆菌属、莫拉菌属（Moraxellaceae）、乳酸杆菌和假单胞菌属的数量高出 150％。研究还发现，女性的 α 多样性水平明显更高。但是，针对健康中国大学生的研究显示，男性和女性手掌细菌菌群之间没有显著差异，只是在男性受试者中再次观察到不同菌群（如丙酸杆菌、棒状杆菌和葡萄球菌）的相对丰度较高，而在女性受试者中乳酸杆菌的比例过高。

一项对腋窝、上臂、前额和前臂作为性别变异的潜在部位的研究结果显示：腋窝穹窿处的细菌菌群分为两大类，葡萄球菌和棒状杆菌相对丰度较高，女性受试者通常出现葡萄球菌菌群，而男性受试者更常与棒状杆菌菌群相关。对上臂的分析也显示出性别差异，男性的棒状杆菌、皮肤球菌（Dermacoccus）、链球菌的比例相对较高，而女性的乳酸杆菌、丙酸杆菌、葡萄球菌的水平较高。在额头上，发现男性和女性在总体细菌多样性方面存在差异。男性和女性前臂的微生物多样性在属和种水平上存在显著差异。

五、部位

随着皮肤部位的变化，皮肤的厚薄、毛发多少、皱褶的多少和深浅、汗腺和皮脂腺的数量以及活跃程度均存在差异，为微生物菌群提供了多样性的栖息地。按照微生物菌群不同的习性，将皮肤分为三种类型区域：①湿润型，如腋窝、会阴、足趾间等；②油脂型，如头、颈、躯干皮脂腺较多，较油腻；③干爽型，如前臂和腿部。图 2-2 显示了人体皮肤不同部位微生物细胞数量。

暴露于紫外线的区域，如面部、颈部和手部，暂居菌群较多；而在面部和躯干上部等富含脂质的区域，亲脂性细菌成为主要类型；头皮作为一个特殊的生态区域，具有高密度的葡萄球菌、痤疮丙酸杆菌和糠秕孢子菌；相对封闭的区域，如腋窝、会阴区和指间区，具有较高的温度和湿度，为皮肤定植的细菌提供了特殊的生态环境，腋窝中含有葡萄球菌和棒状杆菌，会阴区包括细小棒

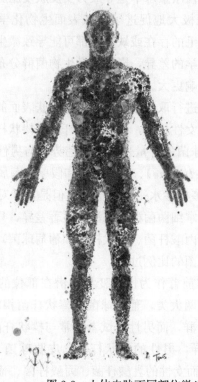

头皮：$10^5 \sim 10^6$

眼睛：$< 10^1 \sim 10^3$

口、鼻腔：10^9

胃：$10^3 \sim 10^6$

小肠：$10^5 \sim 10^7$

大肠：$10^9 \sim 10^{11}$

肺：10^2

会阴部：$10^5 \sim 10^7$

手臂：10^3

图 2-2　人体皮肤不同部位微生物细胞数量

状杆菌，是红癣病的病原体；皮肤真菌和一些条件致病菌，已在指间区成功分离；由于干燥，上臂和上腿的细菌数量要少得多。

六、皮脂和汗液

皮脂由皮脂腺分泌，是影响皮肤正常菌群区域分布的关键因素。青春期之前，由于皮脂分泌较少，常居菌群的量相对较低。在青春期，随着皮脂分泌的逐渐增加，亲脂微生物菌群将在富含脂质的区域形成，如面部和上躯干。其中厌氧丙酸杆菌占优势，产生细胞外酯酶，将甘油三酯分解为甘油。由于毛囊等封闭的缺氧结构，厌氧菌如痤疮丙酸杆菌，有利于在皮脂腺的深部滋生；而亲脂性好氧菌，如马拉色菌，则有利于在毛囊中漏斗的上部滋生。在皮脂较少的区域，主要的影响因素是水。例如，腋窝、腹股沟和指间区充满汗腺，皮脂腺较少，空气循环较差，导致亲水性细菌（主要是革兰氏阴性杆菌和金黄色葡萄球菌）的增殖。在干燥的皮肤（如前臂）中，许多亲水性细菌在被水化后增殖。然而，在皮脂丰富的地区，如头皮，即使使用胶带封闭使皮肤湿度和温度增加，也没有观察到明显的皮肤菌群变化。

　　皮肤的汗腺（小汗腺和大汗腺）可能会有自己独特的菌群。汗腺，几乎存在于所有的皮肤表面，所分泌的成分主要是水和盐，可起到润湿皮肤的作用。汗腺的主要作用是通过汗液的水分蒸发释放机体潜热，达到调节机体温度的作用。小汗腺的附加功能是通过水和电解质的排泄，酸化皮肤，防止微生物定植和生长。大汗腺分别位于腋窝（腋下）、乳头和生殖区，通过产生乳白色、黏稠、无臭的分泌物，对刺激物产生反应。长期以来，大汗腺分泌物被认为含有信息素，这些信息素可触发某些行为（例如，性行为、警觉）。这些区域特异的气味来自细菌与大汗腺分泌物的作用。

七、皮肤 pH 值

　　皮肤常居菌群表皮葡萄球菌，生长的 pH 值范围为 6.5～8.5，最佳范围为 7.5～8。虽然正常成人皮肤的 pH 值约为 4.5～6，但皮肤正常微生物对 pH 值有较好的耐受性，生长良好。新生儿和婴儿皮肤的 pH 值高于成人，达到 6.0～7.0，比成人皮肤更适合常居菌群的生长。图 2-3 显示了人体皮肤不同部

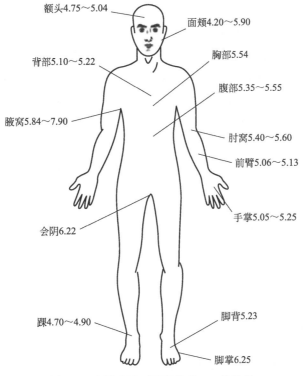

额头4.75～5.04
面颊4.20～5.90
背部5.10～5.22
胸部5.54
腹部5.35～5.55
腋窝5.84～7.90
肘窝5.40～5.60
前臂5.06～5.13
会阴6.22
手掌5.05～5.25
踝4.70～4.90
脚背5.23
脚掌6.25

图 2-3　人体皮肤不同部位的 pH 值差异

位的 pH 值差异。

八、氧和二氧化碳

皮肤正常菌群中有厌氧菌（如痤疮棒状杆菌）、特异性需氧菌（如短杆菌）和兼性厌氧菌（如葡萄球菌和棒状杆菌）。因此，皮肤氧气和二氧化碳的浓度对于微生物的栖息地是非常重要的。虽然表皮与外界直接接触，但细胞内的氧气是由真皮小血管提供的。表皮 p_{O_2} 低于动脉，而 p_{CO_2} 与动脉相当，表明氧对表皮角质形成细胞和微生物的代谢是必不可少的。如何解释一些厌氧菌（如痤疮棒状杆菌）在皮肤中会增殖的现象？生物膜的概念被提出。

生物膜，是由微生物在表皮聚集并与其代谢产物形成的一个自我封闭的系统。营养和空气被分散到系统中，p_{O_2} 和 p_{CO_2} 保持合适的比例促使形成稳态，如果这种稳态平衡改变，可能导致微生物类别和数量的变化。例如，胶带封闭可能导致 p_{O_2} 的减少和 p_{CO_2} 的增加，并在长期导致革兰氏阴性菌和棒状杆菌的显著增加。

九、紫外线

紫外线（UV）能抑制甚至杀死一些正常的皮肤微生物。体外研究表明，剂量为 $50mJ/cm^2$ 的 UVA 可杀死糠秕孢子菌，而剂量为 $250\sim900mJ/cm^2$ 的 UVB 也可杀死糠秕孢子菌和白色念珠菌。然而，葡萄球菌对紫外线辐射不敏感。使用 $900mJ/cm^2$ UVB 辐射剂量方可杀死表皮葡萄球菌，而金黄色葡萄球菌只能被高剂量 UVB 所抑制。这可能解释了为什么阳光治疗脂溢性皮炎是有效的。紫外线和阳光对银屑病都有益的影响，这可能归因于辐射引起的皮肤中维生素 D 的产生，或者辐射对皮肤微生物的直接或间接影响。以前的研究已经观察到 PUVA（补骨脂＋UVA）对银屑病的影响，并且未能发现皮肤正常菌群在局部辐射区域上的显著差异。

光辐射改变皮肤菌群的结构与功能。不管皮肤暴露于 UVA 还是 UVB，人体皮肤菌群的组成均发生了改变，其中乳酸杆菌和假单胞菌的菌群减少，间隔 24h 复测菌群变化情况，发现皮肤菌群的组成不同于暴露前的菌群组成，无法恢复到暴露前的状态。

十、护肤和个人卫生

居住在皮肤上的正常微生物是有益的，因为它们占据了皮肤中的许多栖息地，使短暂的病原体更难在皮肤上定植和生长。化妆品的应用，可能会对皮肤微生态产生不利影响，带来微生物的数量和多样性的变化。经常化妆人群的皮肤菌群多样性比不化妆人群明显降低，并且丙酸杆菌属的细菌丰度增加。为减少微生物丰度而配制的化妆品，如除臭剂或杀菌皂，可能会对皮肤微生物菌群的数量和多样性产生影响；而有助于保持水分含量的保湿化妆品，可能支持皮肤微生物菌群多样性。完整地了解化妆品与微生物的相互作用，会提升皮肤护理的理念，进一步促进皮肤健康。

除此之外，研究还发现居住环境、饲养宠物都会影响皮肤的微生菌群。宠物携带的微生物也会对人体微生物造成影响。

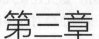

第三章

皮肤微生态与健康

人体的皮肤上生活着大量的微生物，这些微生物与皮肤组织、皮肤分泌物、外界环境共同构成一个生态系统，它们相互作用使得皮肤微生态平衡，这种生态平衡对保持肌肤健康发挥重要的作用。

第一节
皮肤与微生物菌群的相互关系

皮肤上不同部位的微生物占据不同的生境，一方面皮肤自身不同部位生理和免疫特征差异，对微生物生长产生影响；另一方面微生物各自表现出不同的特征，对皮肤健康产生影响。皮肤与微生物之间维持着微妙的生态平衡。

一、皮肤对微生物菌群的影响

皮肤为微生物的定植和繁衍提供了合适的生境。

（一）适合的营养

在皮肤表皮分化过程中，角质形成细胞逐渐从基底层迁移到角质层，最终失去细胞器，角质化并脱落。脱落的细胞与皮肤分泌的皮脂和排泄的汗液混合，形成皮脂膜。脱落的细胞崩解后释放磷脂、氨基酸、葡萄糖，加上皮脂和汗液的水和电解质（如钾、钠和钙），可为皮肤菌群的生长提供营养，这些都有利于皮肤微生物在皮肤中的生存。

（二）适合的环境

皮肤表面温度适中，为 33～37℃。

由于皮肤表面皮脂的分布不均，不同部位具有特异性，为一些喜好脂质的菌群提供了有利场所。皮肤分泌的汗液中含有电解质，水分蒸发后，使得皮肤表面处于高渗透压状态而略带酸性，这种环境对微生物的繁殖和存活起着限制性作用。这里的微生物还必须能够耐受由此而产生的低水活度生境。革兰氏阳性菌对干燥的抗性要比革兰氏阴性菌强，它们能够耐受盐和高脂质环境，如葡萄球菌、微球菌、棒状杆菌、短杆菌和丙酸杆菌。皮肤上的革兰氏阴性菌多见于皮肤的潮湿部位，如脚趾间。

皮肤微生物菌群不仅居住在皮肤直接暴露在环境中的表皮表面，还居住在皮肤皱褶、腋窝、腹股沟等非直接暴露部位，以及毛囊、汗腺等封闭的环境中。在皮肤上微生物菌群的不同生境，氧气、二氧化碳等浓度存在着巨大差异，为此皮肤的好氧菌和厌氧菌有着非常大的分布差异。

（三）皮肤免疫

角质形成细胞是皮肤免疫反应系统的活跃参与者。

表皮细胞表达大量的模式识别受体（pattern recognition receptors, PRR），其通过识别微生物分子（如脂蛋白、核酸、细胞壁成分和鞭毛）来感知微生物。

角质形成细胞在稳定状态下可表达多种抗菌肽、细胞因子和趋化因子，而PRR 的激活可以迅速增加这些分子的表达，从而产生直接的抗菌作用。

表皮中的朗格汉斯细胞可以呈递抗原，属于结构性免疫激活细胞。最近有研究证明，朗格汉斯细胞通过诱导处于稳定状态的调节性 T 细胞参与免疫反应，提升对自身抗原和共生微生物的耐受能力。在皮肤表皮内部，还存在着许多参与先天免疫和获得性免疫的细胞，如树突状细胞、巨噬细胞、肥大细胞、自然杀伤细胞和树突状表皮 T 细胞。总之，皮肤免疫系统对微生物的活动和改变有一定的影响作用。

此外，皮肤小汗腺表达和排泄抗菌肽，包括抗菌素和 β-防御素。因此，汗腺密度会影响皮肤微生物的定植，即汗腺密度大的位置，微生物生存相对较少。

皮脂分解后产生游离脂肪酸，与皮脂细胞衍生的内毒素、β-防御素和抗菌肽一起控制微生物的定植。

另外在皮肤内部，微生物菌群通过诱导和调节先天性免疫和适应性免疫来限制外来病原体定植，有助于皮肤免疫。

二、微生物菌群对皮肤的影响

正常微生物菌群不仅可以合成营养素营养皮肤，还可以产生和分泌活性物质作为抗原，刺激皮肤免疫系统对抗外来菌群的入侵。

（一）降解皮肤表面物质提供营养

皮肤不但具有强大的屏障功能，也肩负着机体的分泌和代谢重任。在皮肤表面，不仅有分泌的汗液、皮脂，还有持续不断脱落的表皮细胞以及环境污染物，可以想象皮肤上存在许多生物大分子类的多聚体，如脂质、多糖和蛋白质以及各种成分的混合多聚体。寄居在皮肤的微生物菌群可产生酯酶、蛋白酶、角蛋白酶、磷酸酶和 DNA 酶等胞外酶类，痤疮丙酸杆菌还可以产生神经氨酸酶。这些胞外酶可降解这些大分子多聚体，释放出容易被吸收利用的小分子营养物质。如酯酶可作用于甘油三酯将其降解为甘油和游离脂肪酸（作为碳/能源）；蛋白酶则将蛋白质分子和多肽降解为小分子短肽和氨基酸（作为碳/能源和氮源）；磷酸酶则可作用于其底物磷酸化有机分子，将其分解为脱磷酸糖类和磷酸（可作为碳/能源和磷酸盐的来源）；DNA 酶可将 DNA 降解为糖类、磷酸盐、嘌呤和嘧啶（作为碳/能源、磷酸盐和碱基的来源）。几乎所有胞外酶的终末产物均有直接营养物质的作用。

革兰氏阳性细菌和阴性细菌均可产生胞外酶，其活性作用之一是将环境中的生物大分子分解为小分子化合物，这些分解的小分子化合物可作为营养物质通过细胞膜转运到细胞内。已知大多数革兰氏阳性细菌的胞外酶先在细胞内产生，然后主动释放到细菌的周围环境中，但有些革兰氏阳性细菌产生的胞外酶先结合在细胞壁，然后再释放到环境中，如表皮葡萄球菌产生的磷酸酶。而绝大多数革兰氏阴性细菌的胞外酶通常保留在细胞外膜层的胞浆外周间隙处，只有在细胞死亡，外膜层破坏时才释放到细胞外。但也有一些革兰氏阴性细菌有其独特的机制通过外膜层转运胞外酶类。

（二）合成物质提供营养

细菌还能合成大量的维生素和其它化合物，如维生素 A、维生素 B_1、维生素 B_2、维生素 B_5、维生素 B_6、维生素 B_7、维生素 B_9、维生素 B_{12}、维生素 E 和维生素 K，以及醋酸盐、丁酸和丙酸化合物、神经递质（如血清素）等，可为皮肤提供营养。皮肤微生物产生的磷脂、固醇和角蛋白，可被皮肤细胞吸收，可促进细胞生长，延缓皮肤衰老进程，减少皱纹。皮肤微生物产生的电解质、小分子蛋白质等具有保湿性，可给皮肤补充水分。

链球菌产生一种被称为链球菌溶血素 O（streptolysin O，SLO）的细胞溶解毒素，被认为是有机体致病的一部分。尽管它有毒性作用，但是也有促进伤口愈合的作用，可刺激角质形成细胞迁移。低浓度的 SLO 诱导细胞黏附分子 CD44 表达，进而增加胶原、透明质酸等促进伤口愈合的细胞外基质成分合成。因此，链球菌产生的某些毒性因子也可能成为对宿主有利的物质。

（三）生物屏障

正常微生物菌群是皮肤抵御外来病原菌感染的因素之一，也属于皮肤屏障功能的一部分。有层次并且有序地定植在皮肤上的微生物菌群，犹如一层生物膜，不仅对机体裸露的表皮起了占位保护作用，而且直接影响定植抗力的建立，使外袭致病菌无法立足于机体的表面。皮肤的常居菌群，即微生态系统中的优势种群使之形成和谐的微生态系统，彼此相互依赖、相互制约形成一个相对稳定、相互和谐的生物屏障，保护着机体的健康。

皮肤上的常居菌群可以通过与病原微生物竞争营养成分和生长空间，间接地降低病原体进入皮肤的概率。在营养竞争中，皮肤常居菌群会清除病原细菌生长和增殖所必需的营养物质。在生长空间竞争中，皮肤常居菌群与病原微生物竞争宿主细胞上的受体或结合位点，从而使致病菌无法繁殖。如表皮葡萄球菌占据宿主生境，不过这些部位也可以被更强的细菌识别，如金黄色葡萄球菌。

皮肤共生微生物还可以直接产生具有抗菌特性的化合物来限制竞争对手的生长。这些抗菌化合物，是一种被称为细菌素的蛋白质因子，它们能够抑制密切相关的细菌种类的生长，而对自身生物体没有影响。如表皮葡萄球菌可以产生表皮丝氨酸蛋白酶（epidermidis serine protease，ESP）抑制金黄色葡萄球菌，提高人防御素（human defensins）的抗菌效果。ESP 抑菌的机制为特异性地降解几种参与金黄色葡萄球菌生物膜形成的蛋白质和多种对金黄色葡萄球菌定植、宿主细胞感染至关重要的人类受体蛋白。表皮葡萄球菌还能产生多种分子影响病原微生物的生长，如表皮葡萄球菌产生的酚溶性调节素具有强大的抗菌功能，能够与微生物脂膜发生强烈的相互作用，并导致微生物脂膜的渗漏。来源于表皮葡萄球菌的活性分子，还可以选择性地杀死皮肤病原体（如化脓性链球菌和金黄色葡萄球菌），与来源于宿主的 AMPs 协作，能产生更强的杀菌能力。

另外，常居菌群能够降低皮肤酸碱度，维持皮肤酸性环境，以此抑制病原微生物的入侵和繁殖。

（四）免疫调节

免疫调节（immune regulation）是指机体对免疫应答进行的调控。通过这种调控，可使免疫反应在其类型、强度、持续时间等方面保持适宜的水平，在遗传基因的控制下实现免疫系统对抗原的识别和应答，结果是激活或抑制免疫反应。

微生物可以通过影响宿主细胞的功能，调节皮肤免疫。

皮肤表面丰富的微生物，可与皮肤的表皮角质形成细胞和免疫细胞相互作用，影响皮肤局部和系统免疫反应，参与免疫稳态的建立。

皮肤微生物菌群通过影响宿主细胞促进皮肤免疫的机制有多种。角质形成细胞通过 Toll 样受体 2（Toll Like Receptor 2，TLR2）感知表皮葡萄球菌，然后通过增加抗菌肽（如 β-防御素 2 和 β-防御素 3）的表达，来增强宿主对金黄色葡萄球菌感染的免疫力。来自皮肤共生微生物的信号，可通过 TLR2 增加角质形成细胞抗菌肽的表达，阻断致病性金黄色葡萄球菌激活 NF-κB 信号通路，达到抑菌效果。

事实上，皮肤共生微生物的影响，还可以延伸到其它类型的细胞。在表皮葡萄球菌的脂磷壁酸（lipoteichoic acid，LTA）的介导下 TLR2 被激活，从而使肥大细胞聚集到皮肤受病毒攻击的部位。脂磷壁酸是磷壁酸与脂质分子连接而成的产物，是一种阴离子多聚物。结合在细胞膜的磷壁酸，能经过细胞壁锚定于细胞膜内，具有整合、加强细胞壁的作用。磷壁酸能黏附在人体细胞表面，与细菌的致病力有关。

此外，正常菌群可以通过募集和刺激肥大细胞释放 AMPs，并被 TLR2 刺激放大，从而增强机体的抗病毒免疫能力。总之，共生微生物在增强宿主对病原体的免疫防御中具有重要作用。TLR2 的激活，还能够增加角质形成细胞紧密连接蛋白的表达，共生微生物在维持屏障动态平衡方面的作用，是宿主防御的一个关键方面。

皮肤菌群还可以通过调节皮肤中的白细胞介素-1α（IL-1α）的表达来影响皮肤免疫功能。

皮肤菌群可以通过代谢皮肤中的蛋白质和脂质等成分，产生生物活性分子，来间接影响菌群-宿主免疫稳态。菌群分解脂质产生的短链脂肪酸，可以激活皮肤调节 T 细胞（regulatory T cells，Treg），减轻皮肤炎症，从而帮助维持皮肤的免疫稳态。皮肤正常菌群可以代谢色氨酸，产生 5-羟基色氨酸、吲哚-3-乙醛等，吲哚-3-乙醛通过活化表皮角质形成细胞的芳香烃受体抑制胸腺基质淋巴细胞生成素（thymic stromal lymphopoietin，TSLP）的产生，减轻 AD 模型的皮肤炎症。正常菌群与皮肤细胞之间的交流，对于适当调节局部炎症环境非常重要。

（五）危害作用

正常生理状态下，皮肤正常菌群不会发生巨大波动，也不会引起皮肤疾病。但是，在机体免疫力下降或皮肤暴露于特殊环境时，正常菌群将变成条件致病菌（opportunistic pathogen）。条件致病菌也称为机会致病菌，是指只有在寄居部位发生改变、机体免疫功能下降或其它条件改变时，才能够引起疾病的细菌或真菌。在外伤时，皮肤正常菌群从自己的生境中移出，被引入到血液或其它组织中，可能会成为病原体。

链球菌是上呼吸道最常见的常居菌群，如果将它们大量引入血液中，如拔牙或扁桃体切除术之后，它们可能会沉积在心脏瓣膜上，产生感染性心内膜炎。拟杆菌属细菌，如果由于外伤与其它细菌一起被引入游离腹膜腔或骨盆组织，则会引起化脓和菌血症。

第二节
皮肤微生态与皮肤疾病

皮肤微生态紊乱，常见于皮肤炎症性疾病、免疫介导皮肤疾病，如痤疮、银屑病、特应性皮炎等。还有些皮肤问题，并不影响日常生活，也与皮肤微生态紊乱相关。

一、痤疮

（一）痤疮概述

痤疮（acne）是一种毛囊皮脂腺的慢性炎症性疾病，有时甚至被认为是人类的生理反应，因为几乎所有人在其一生中均出现过轻重不等的痤疮。痤疮好发于青春期男女，女性略少于男性，但年龄早于男性。有流行病学研究表明，青少年中约有80%～90%的人患过痤疮。

痤疮发生的原因主要可以分为3类。①进入青春期，激素水平的变化促使皮肤分泌的皮脂增加，阻塞毛囊皮脂腺导管，形成粉刺，当阻塞到一定程度，厌氧痤疮丙酸杆菌增殖，产生溶脂酶、透明质酸酶破坏毛囊壁，皮脂与细菌泄露，引发炎症反应。②外界刺激、化妆品的使用以及饮食习惯等外部因素使皮脂腺分泌的脂质成分或比例发生改变，使毛囊皮脂腺导管分化异常，引起皮肤炎症，进而导致不同类型的痤疮病变。③皮肤微生态失调，这一过程导致皮肤屏障的破坏和皮肤微生物菌群的不平衡，从而导致痤疮菌株增殖，引起痤疮。

根据痤疮发病机理，将痤疮分为3类。①内源性痤疮，包括寻常性痤疮（acne vulgaris）、口周皮炎、聚合性痤疮、化脓性汗腺炎、暴发性痤疮、月经前痤疮、面部脓皮病等。②外源性痤疮，包括剥脱性痤疮、机械性痤疮、热带性痤疮、荨麻疹性痤疮、夏令痤疮、日光性粉刺、药物性痤疮、职业性痤疮、氯痤疮、美容性痤疮和油性痤疮等。③痤疮样发疹，包括酒渣鼻、项部瘢痕疙瘩性痤疮、革兰氏阴性杆菌毛囊炎、类固醇痤疮和痤疮相关综合征。其中化妆品领域关注的痤疮为寻常性痤疮。

痤疮在临床上表现为粉刺、丘疹、脓疱、结节、囊肿及瘢痕，好发于青春期男女的面、胸、背等富含皮脂腺的部位。临床上将痤疮分为多种，包括寻常性痤疮、丘疹性痤疮、脓疱性痤疮、硬结性痤疮、囊肿性痤疮、萎缩性痤疮、聚合性痤疮、坏死性痤疮、新生儿痤疮等。痤疮发病周期长，且易复发，好发于青春期，在成年人中也有观察到，男性略多于女性，但女性发病年龄比男性早1～2岁。

痤疮的发生、发展和转归：痤疮发病的初始阶段，通常伴随毛囊皮脂腺的阻塞，皮脂无法排出，导致其在皮脂腺中储积并在毛囊内浓缩，与脱落的毛囊壁角化表皮一起构成粉刺。其中一种叫黑头粉刺，是脂肪酸经空气氧化和外界灰尘混杂而成，可排出于表面；另一种叫白头粉刺，因毛囊开口过小不能排出于表面，粉刺经细菌感染和游离脂肪酸的刺激后，发展成米粒大小的红色毛囊丘疹，其顶端并可形成黄白色小脓疱，炎症重者可发展成黄豆大或更大的暗红色结节甚至囊状肿物，称为球状痤疮。囊肿性痤疮和瘢痕性痤疮是较严重的痤疮，治愈时可形成凹陷性瘢痕。一般自觉症状较轻，重者可有不同程度的疼痛，由于病变位于面部，严重影响患者的容貌和心理健康，因此快速有效的治疗方法尤为重要。

（二）痤疮皮肤菌群变化

微生物在维护毛囊皮脂腺单位正常生理功能中发挥重要作用，如丙酸杆菌可将皮脂中的甘油三酯分解成短链的游离脂肪酸，对皮肤表面的金黄色葡萄球菌、链球菌、白假丝酵母和皮肤癣菌及耐甲氧西林金黄色葡萄球菌等致病菌有一定的抑制作用。再如表皮葡萄球菌能分泌自溶酶，可溶解一些潜在致病菌和暂居菌，对保持常居菌的稳定，维持微生态平衡起重要作用。但有研究发现，痤疮病人皮损区表皮葡萄球菌、痤疮丙酸杆菌增加，目前发现的微生物在痤疮发病中的作用主要表现在介导炎症反应方面。

1. 细菌与痤疮

（1）痤疮丙酸杆菌

痤疮丙酸杆菌是一种革兰氏阳性厌氧短杆菌，一般寄居在毛囊皮脂腺中，属于皮肤正常寄居菌，常被认为与痤疮的发病密切相关。有研究发现痤疮丙酸杆菌能促进毛囊皮脂腺上皮过度角化、增加皮脂分泌、诱导炎症反应。其中炎症是痤疮重要的病理过程。

一般痤疮丙酸杆菌能诱导与活化 Toll 样受体，引发 IL-1α、IL-6、IL-8 的释放，促发皮肤炎症与毛囊漏斗部过度角化。而且痤疮丙酸杆菌还可以激活 AP-1，使基质金属蛋白酶（matrix metalloproteinases，MMPs）表达，MMPs 具有促进炎症扩散的作用，从而引发痤疮炎症。痤疮丙酸杆菌本身摄取甘油三酯，其生长代谢可产生蛋白酶、酯酶、透明质酸酶。酯酶可以分解皮脂中的甘油三酯，产生游离脂肪酸造成微酸环境，然后痤疮丙酸杆菌在微酸环境中进一步繁殖，以此循环使得痤疮皮损处脂肪酸进一步增多，刺激毛囊漏斗处的过度角化。另外还有研究表明，痤疮丙酸杆菌可以通过胰岛素样生长因子受体（insulin-like growth factors receptor，IGFR）、胰岛素样生长因子（insulin-like growth factors，IGF）途径刺激表皮角质形成细胞合成皮脂，皮脂水平升高使得毛囊处缺氧，痤疮丙酸杆菌在厌氧环境中继续增殖，形成恶性循环。

但是痤疮丙酸杆菌的分布及数量与痤疮的严重程度无关，有研究发现正常人的毛囊中也存在大量痤疮丙酸杆菌。最近有新发现表明痤疮发病可能与痤疮丙酸杆菌的类型有关，正常人皮肤痤疮丙酸杆菌 IA 和 IB 型都有存在，而痤疮患者缺乏 IB 型痤疮丙酸杆菌，这说明 IA 型菌株是引发痤疮的主要菌型，并且与中度至重度痤疮发病有关。

（2）表皮葡萄球菌

表皮葡萄球菌是凝固酶阴性革兰氏阳性菌，是正常皮肤表面绝对优势常居菌，约占需氧菌群的 90％以上，通常认为它是维持皮肤微生物屏障的重要共生菌，可以有效抑制其它菌的入侵。但在痤疮毛囊皮脂腺内定植的微生物中 6.8％～47.3％为表皮葡萄球菌，仅次于痤疮丙酸杆菌。

表皮葡萄球菌也可以分解甘油三酯产生游离脂肪酸，加重炎症反应。另外，表皮葡萄球菌中提取的肽聚糖和磷壁酸可诱导人外周血单核细胞产生 TNF-α、IL-1β 及 IL-6，这些因子都会诱导炎症反应。表皮葡萄球菌通过激活 TLR-2 和产生酯酶破坏毛囊壁，从而加重炎症反应。另外表皮葡萄球菌形成的生物膜可以抵御抗生素的杀菌作用，从而形成一个自我保护机制，避免外界物质对它的伤害。

（3）金黄色葡萄球菌

金黄色葡萄球菌是一种革兰氏阳性球菌，可分泌多种毒素，是多种感染的常见致病微生物。重度痤疮皮损主要表现为脓疱、囊肿、结节。金黄色葡萄球菌是化脓性感染中最常见的病原菌，Khorvash 等也在 21.7％的痤疮皮损患者中分离到金黄色葡萄球菌。

2. 真菌与痤疮

马拉色菌主要寄生于人和动物正常皮肤皮脂溢出部位的角质层和毛囊中，以酵母相存在，有明显的嗜脂性。所谓双相型真菌，是一类有致病性的深部真菌，是指在组织内和 37℃培养时呈酵母相，而在普通培养基和室温培养时呈典型的霉菌相。双相型真菌能引起皮肤和内脏的感染，有时预后十分严重，是医学真菌中最重要的一组病原菌。

马拉色菌在高温、潮湿、多脂、多汗等情况下会大量繁殖，含有的酯酶可以分解脂质为游离脂肪酸，会促进炎症反应的发生。马拉色菌还会引起毛囊口脱屑，导致导管堵塞。马拉色菌会刺激角质形成细胞分泌 IL-1β、IL-6、IL-8 及 TNF-α，加重炎症反应。对于病程长、病情反复且常规治疗效果不明显的痤疮患者，应考虑是否有马拉色菌感染。

3. 蠕形螨与痤疮

蠕形螨是永久性寄生螨，主要寄生于人和哺乳动物的毛囊皮脂腺深处。少量感染时通常没有明显症状；大量感染时，蠕形螨的生长繁殖会对皮肤产生物理刺激，它们的排泄物、死亡残体等化学刺激会引起毛囊扩张、真皮浅层毛细血管增生及炎症反应，导致皮肤表面发炎红肿。蠕形螨会引起皮肤菌群密度增高及皮肤微生态变化。当痤疮引发因素含有蠕形螨时，单纯通过抗痤疮丙酸杆菌治疗的手段效果不佳。

二、银屑病

银屑病俗称牛皮癣，是一种慢性炎症性皮肤病，病程较长，有易复发倾向，有的病例几乎终生不愈。该病发病以青壮年为主，对患者的身体健康和精神状况影响较大。临床表现以红斑、鳞屑为主，全身均可发病，以头皮、四肢伸侧较为常见，多在冬季加重。

银屑病表现为角质形成细胞过度增殖。皮肤表面部分微生物与银屑病的发生发展有一定的联系。皮肤微生物可能是先与固有免疫细胞相互作用，上调银屑病皮损中抗菌肽的表达。然后，调节固有免疫细胞产生的细胞因子影响 T 细胞功能。最后，微生物可能参与调节固有免疫和适应性免疫应答过程。但不同菌群如何参与这一过程，目前尚不清楚。

1. 细菌与银屑病

采用宏基因组学方法研究 10 例银屑病患者皮损（活检标本）处菌群结构变化，与 12 例正常人皮肤样本进行比较。结果显示，银屑病患者躯干部皮损变形菌的比例较健康人皮肤明显增加（分别占 52% 和 32%，$p=0.0113$）；银屑病皮损中链球菌属占 32%，而健康对照组为 26%；另外皮损中葡萄球菌和丙酸杆菌含量则显著低于健康人皮肤。这项研究提示，银屑病皮损的菌群结构有别于健康人皮肤。然而，这些差异是否是导致银屑病发病的病因还是继发于银屑病的病理改变而改变，尚待研究。

皮肤微生物菌群可以影响皮肤表皮细胞抗菌肽的表达，其次微生物（例如链球菌属细菌、金黄色葡萄球菌等）可以在介导 T 细胞产生 IL-17A 和 IFN-γ 中发挥关键作用，表皮葡萄球菌通过诱导角质形成细胞和皮肤树突状细胞产生 IL-1α 来调控 T 细胞效应功能参与银屑病的发生发展。表皮葡萄球菌可诱导 CD8 细胞（T17c）定居于表皮，T17c 是一类常见于鳞状细胞癌、日光性角化病和银屑病的细胞，所以可以预见表皮葡萄球菌具有诱导细胞参与鳞状细胞癌发病的可能。

2. 真菌与银屑病

真菌与银屑病和微生物群改变相关。研究表明,马拉色菌与银屑病皮损的发生和加重相关,其中 *M. restricta* 最为常见。马拉色菌在银屑病中的作用可能与其上调肿瘤生长因子-β1、整合素链(integrin chain)和 HSP70 的表达,促进银屑病患者的免疫细胞迁移和角质形成细胞增殖相关。马拉色菌主要通过产生酯酶和磷脂酶破坏表皮屏障功能。其中糠秕马拉色菌可以分泌更多的酯酶,促进花生四烯酸及其代谢产物的释放,因此加剧银屑病的炎症反应。

3. 病毒与银屑病

病毒或是引发银屑病的关键因素,研究人员提出包括甲型流感病毒、家畜和禽类流感病毒、呼吸道合胞病毒和丙型肝炎病毒在内的 RNA 病毒或是引发银屑病的关键因素。

三、特应性皮炎

(一)特应性皮炎概述

特应性皮炎(atopic dermatitis,AD)是一种与遗传有关的慢性、复发性、炎症性皮肤病,也称作特应性湿疹(atopic eczema,AE)。特应性皮炎是最常见的湿疹类型,常伴发哮喘、过敏性鼻炎等,属于过敏性疾病,是一种系统性疾病。特应质(atopy)就是指个人或家族易于发生过敏反应和产生 IgE 抗体的遗传倾向(体质),具有以下特点:①具有容易罹患哮喘、过敏性鼻炎、湿疹的家族性倾向;②对异种蛋白过敏;③血清中 IgE 高;④血液嗜酸性粒细胞增多。典型的特应性皮炎具有特定的湿疹临床表现和上述 4 个特点,又称异位性皮炎、特应性湿疹或遗传过敏性湿疹。特应性皮炎临床分三期,婴儿期呈急性或亚急性湿疹状;儿童期及青年期则为亚急性或慢性湿疹状。

特应性皮炎发病机制复杂,与遗传、环境、免疫、皮肤屏障功能障碍等多方面因素有关。遗传学因素,如皮肤屏障相关基因的突变,导致皮肤屏障功能缺陷,造成丝氨酸蛋白酶活性异常、表皮角质细胞异常脱落、经皮失水量增加,导致皮肤干燥等。特应性皮炎是一种皮肤处于微生态失衡状态下,主要由金黄色葡萄球菌引起的皮肤慢性感染性疾病,表现为皮肤瘙痒、红斑糜烂等炎症反应,好发于儿童和青少年,有遗传倾向。在美国大约有 15% 的儿童受到影响。

特应性皮炎患者中的单核细胞和巨噬细胞可表达变异性 TLR2，TLR2 活化对正常皮肤屏障的形成是必需的，特应性皮炎患者 TLR2 的低表达可导致皮肤中紧密连接功能异常，进而导致皮肤慢性炎症和皮肤屏障功能受损。肠道细菌中革兰氏阴性菌表面的脂多糖可激活 TLR4，活化了的 TLR4 可启动髓样分化的主反应和 TRIF（β 干扰素 TIR 结构域衔接蛋白，是一信号分子）参与的干扰素 IFN-β 调节的信号转导通路，该信号转导通路能减轻皮肤屏障受损、变应性致敏和致炎因子的分泌。

（二）特应性皮炎皮肤菌群变化

特应性皮炎患者皮肤微生物多样性显著降低，物种组成及物种丰度发生变化。

皮肤菌群多样性的减少，造成皮肤防御力的降低。这一点可以通过发现的剖宫产分娩的婴儿相比于经阴分娩的婴儿更容易患特应性皮炎得到证明。

宏基因组学研究显示，在特应性皮炎的发作期金黄色葡萄球菌比基线时或治疗后要明显增多，并与疾病的严重度密切相关。治疗后链球菌属、丙酸菌属、棒状杆菌属增加。但令人惊讶的是，急性发作期金黄色葡萄球菌和表皮葡萄球菌均增加，葡萄球菌物种从 35％增加到 90％，且与发病无关的非葡萄球菌在丰度上也发生改变。表皮葡萄球菌可产生一些细胞因子选择性地抑制金黄色葡萄球菌，虽然目前还无法解释表皮葡萄球菌的增加是为了拮抗金黄色葡萄球菌还是由于与金黄色葡萄球菌相互作用促进彼此定植。特应性皮炎的发病，可能与皮肤正常微生物菌群的结构改变和失衡有关。通过增加凝固酶阴性葡萄球菌在皮肤菌群中的比率，就能显著改善皮炎和瘙痒的程度。特应性皮炎的病理机制包括表皮丝聚合蛋白缺陷所致的屏障功能受损、金黄色葡萄球菌定植和免疫超敏反应。

但是，皮肤生物学的变化是否会引起微生物多样性的变化目前还不是很清楚，因为有些非皮肤病的发生也会导致皮肤表皮损伤，如阿尔兹海默病会使表皮屏障的基本成分丝状蛋白突变，使感知微生物的受体和信号分子突变，使抗菌肽的表达或者功能减弱。

1. 细菌与特应性皮炎

AD（特应性皮炎）患者皮肤菌群严重失调，且皮肤上微生物的整体多样性减少。正常皮肤菌群主要包括放线菌门、变形菌门、拟杆菌门和厚壁菌门 4 种类型。但特应性皮炎患者皮肤干燥且屏障功能受损，皮肤含氧量增加，厌氧菌的丰度下降，如 AD 患者的炎症皮损中链球菌、棒状杆菌和丙酸杆菌丰度下降，葡萄球菌和金黄色葡萄球菌丰度增加。表皮葡萄球菌具有抑制金黄色葡萄球菌的能力，然而这两种微生物在特应性皮炎患者皮损中的关系尚不清楚。虽然金黄色葡萄球菌也是人体表面的正常菌群之一，但菌群失衡下，金黄色葡萄球菌的大量繁殖以及分泌的 PSM-α、葡萄球菌肠毒素、剥脱性毒素等是导致皮肤炎症和瘙痒的重要原因。金黄色葡萄球菌 α-毒素在角质形成细胞上穿孔，并且至少产生 10 种蛋白酶参与皮肤屏障破坏，皮肤表面金黄色葡萄球菌的丰度与湿疹呈正相关。所以金黄色葡萄球菌的大量定植与特应性皮炎的发病及病情的严重程度密切相关。对健康志愿者及特应性皮炎患者进行定量微生物培养计数时，将金黄色葡萄球菌计数大于 $100CFU/cm^2$ 时作为辅助诊断特应性皮炎的微生物学指标，其灵敏度高达 100%。

2. 真菌与特应性皮炎

除了金黄色葡萄球菌外，一些真菌，如马拉色菌和白色念珠菌也在某种程度上引发特应性皮炎，而且介导的是过敏反应。目前特应性皮炎患者对马拉色菌高度过敏的原因尚不清楚。有证据显示，IgE 介导的马拉色菌过敏具有明显的年龄和性别差异，且最常见于成年男性头颈部皮肤。马拉色菌作为皮肤常居菌，对于特应性皮炎感染来说是一种条件致病菌，而且在不同人群、不同部位甚至正常皮肤与病变皮肤之间均存在差异。球形马拉色菌和限制马拉色菌两者比值不同导致的特应性皮炎患者严重程度也不同。通过 16S rDNA 克隆文库发现轻度、重度特应性皮炎患者皮肤上限制马拉色菌占主导，严重的特应性皮炎患者两种马拉色菌比值接近 1。

四、尿布疹

（一）尿布疹概述

尿布疹或称尿布性皮炎，是一种用于描述发生在尿布区的任何类型的皮肤炎症。一般在 3 周到 2 岁的婴儿患病率最高。0～5 岁儿童的皮肤病就诊治疗中，尿布疹占五分之一。尿布疹通常是由于穿尿布直接或间接地引起的，常见的有刺激性接触性皮炎、痱子、擦烂、念珠菌性尿布皮炎和婴儿臀部肉芽肿。尿布的刺激可以扩展到腹股沟区。这些真正的尿布疹，通过更换尿布的方式治疗，皮疹即可消失。

大多数尿布疹的病因不明确，没有清晰的定义。引起尿布疹的因素可能有多种，包括湿度、摩擦、尿液、粪便和微生物。在解剖学上，该皮肤区域有众多的褶皱和折痕，微环境难以控制。这种微环境，主要的刺激物是粪便中的蛋白酶和酯酶，这些酶的活性随着环境 pH 值升高而升高。其实，酸性的皮肤表面对皮肤正常菌群的维护是必不可少的，可为皮肤防止致病性细菌和酵母菌入侵提供天然抗菌屏障。随着消化道功能逐渐增强，粪便中的酯酶和蛋白酶的活性大大增加，这也是婴儿腹泻的前 48h 内，刺激性尿布皮炎发病率高的原因。

穿尿布，使皮肤湿润和 pH 值增加。长期高湿度导致浸渍显著增加，使得角质层软化，细胞间脂质层广泛遭到破坏，皮肤失去保护层。20 世纪 80 年代末，大量研究发现，使用高吸水性树脂芯纸尿裤，使皮肤水化作用显著降低，皮肤完整性的降低使角质层更容易受到来自尿布的表面摩擦和局部刺激物的伤害。

（二）尿布疹类型与菌群变化

1. 接触性皮炎

接触性皮炎（contact dermatitis）可能由间擦疹和痱子组成。此外，已被证明尿液和粪便的混合物是产生刺激作用的原因。尿液在粪便脲酶的作用下产生氨，皮肤 pH 值升高，激活大便酯酶、脲酶和蛋白酶。另外，碱性环境和相关酶直接刺激皮肤，使皮肤通透性增加，增加了低分子量物质对皮肤的刺激性。

2. 念珠菌性尿布皮炎

一旦皮肤受损，白色念珠菌继发感染是常见的。尿布疹持续超过 3 天，有 40%～75% 的患者检出白色念珠菌。念珠菌来源于粪便，通常情况下不会定植在会阴部皮肤。研究发现阿莫西林可以增加念珠菌的定植，恶化尿布皮炎。

3. 细菌性尿布皮炎

细菌可通过降低粪便 pH 值和激活相关酶，在尿布皮炎形成中发挥作用。当出现尿布疹时，粪便微生物可能导致继发感染的发生。在尿布区大疱性脓疱病表现的继发感染特别明显，会形成大疱，有时会发现金黄色葡萄球菌感染，或皮肤链球菌蜂窝织炎，甚至出现由于金黄色葡萄球菌感染的毛囊炎。

4. 婴儿臀部肉芽肿

婴儿臀部肉芽肿（granuloma gluteal infantum）是一种少见的疾病，发病机理并不明确，但它可能是一个长期的对念珠菌以及含氟皮质类固醇等的异常炎症反应。组织病理：表皮过度角化和棘层肥厚，真皮可见致密多形性炎症浸润，包括单一核细胞、中性粒细胞和嗜酸性粒细胞。此外，还有红细胞外溢，毛细血管增生，由中性粒细胞与嗜酸性粒细胞组成的小脓肿。

五、头皮屑

（一）头皮屑概述

头皮屑（dandruff）又称头皮糠疹，是头皮常见的皮肤病，表现为头皮脱屑并伴有瘙痒，通常无明显炎症。常发于青年人，严重程度最高，儿童和老年人较少发生，一般男性发生率高于女性。有学者认为，头皮屑和脂溢性皮炎是同一谱性疾病，因为某些皮肤病如脂溢性皮炎、牛皮癣等的典型症状就是头皮脱屑，轻度患者表现为干性皮脂溢出（一般认为这是普遍常见的头皮屑），重度患者表现为脂溢性皮炎。头皮屑产生的原因很复杂，涉及微生物和非微生物因素，目前主要有三个病因假说：微生物因素、皮肤屏障的改变和个体易感因素。

定植在皮肤表面的微生物可通过多种途径破坏皮肤屏障，导致头皮屑的产生。屏障的改变及破坏，又会影响微生物的定植，两者共同参与头皮屑的发病过程。头皮的环境和身体其它部位不同，头皮具有毛发密集、有大量的汗腺及皮脂腺、相对湿度高等特点，为微生物的定植和生长创造了适宜的条件。如脱落的角质形成细胞、汗腺分泌产生的矿物离子以及皮脂腺分泌产生的脂质等为微生物提供了丰富的营养来源。经常清洗头皮及洗发用品的使用等易引起头皮的摩擦损伤和微生物的入侵，使头皮易患浅表性真菌病。头皮屑患者头皮的脂质水平也明显降低，特别是神经酰胺、脂肪酸和胆固醇水平明显降低。由于角质形成细胞间脂质（神经酰胺）被皮脂取代，起不到原有的连接作用，使得角质层细胞容易脱落。

过多暴露于日光下、过度淋浴或洗发对头皮的刺激、频繁的梳头、美发产品的使用及空气污染会引起或加重头皮屑。

（二）头皮屑皮肤菌群变化

正常头皮微生物菌群主要由细菌和真菌等组成，主要包括葡萄球菌（表皮葡萄球菌）、丙酸杆菌（痤疮丙酸杆菌）和马拉色菌（限制马拉色菌）。头皮屑患者头皮表面限制马拉色菌和表皮葡萄球菌数目增多，痤疮丙酸杆菌数目显著减少。

1. 细菌与头皮屑

痤疮丙酸杆菌主要栖居于人体毛囊和皮脂腺，当毛囊堵塞时，皮脂无法正常排出，从而使毛孔中氧气减少，痤疮丙酸杆菌过度繁殖，产生游离脂肪酸，破坏皮肤屏障，这些改变都会导致其数目发生明显的改变。痤疮丙酸杆菌在健康人体、头皮屑患者和脂溢性皮炎患者的头皮上所占的比例分别是26％、6％和1％，说明随着疾病炎症程度的加重，痤疮丙酸杆菌的数目逐渐减少。与马拉色菌相比，痤疮丙酸杆菌是皮肤表面游离脂肪酸更有效的来源，加之其产生的多种胞外酶可直接损伤组织，可刺激皮肤产生炎症。

据Baird-Parker的分类，正常头皮上存在的球菌主要是Ⅲ型微球菌。头皮屑患者头皮表面的表皮葡萄球菌数目较健康人明显升高，这个结果表明表皮葡萄球菌可能参与了头皮屑的发病过程。

2. 真菌与头皮屑

马拉色菌是一种亲脂性厚壁孢子菌，缺乏糖基水解酶，不能通过降解糖类来满足自身生长需求，但却可以通过其它方式摄取营养物质。马拉色菌在头皮上生长主要是通过自身产生的酯酶分解皮脂而生存的，其分解甘油三酯的同时释放刺激性不饱和脂肪酸（如十八烯酸），诱导表皮角质形成细胞钙离子内流，导致表皮分化异常，屏障破坏，经表皮失水率升高，皮肤脱屑。角质形成细胞释放的其它炎症因子参与刺激性免疫反应。但是马拉色菌不是导致头皮屑病因的全部因素。

综上所述，头皮屑的产生可能涉及多种微生物，而不是某个微生物单独作用的结果。有研究者提出提高头皮微生物中丙酸杆菌的含量，降低葡萄球菌的含量将有助于减少头皮屑。

六、脚气

（一）脚气概述

脚气（tinea pedis）是一种由致病性真菌引起的传染性皮肤病，医学上称之为足癣，是指皮肤癣菌侵犯趾间、掌趾部所引起的感染。足癣可表现为感染部位瘙痒，皮肤伴有红斑、脱屑，部分有水疱、发白、溃烂等症状，并且有传染性。根据皮损表现的不同，足癣可以分为水疱型、糜烂型和鳞屑角化型三种。此病常见于20～50岁人群，男性多于女性，目前其流行人群正在扩大，青少年的发病率也有所增加。

（二）脚气皮肤菌群变化

引起脚气的真菌叫皮肤癣菌，是一种喜欢生活在皮肤角质层中的真菌。它们有一些生活在土壤里，称为亲土性真菌；有一些生活在动物皮毛中，称为亲动物性真菌；另外一些生活在人的皮毛里，称为亲人性真菌。这三类真菌都可以感染人类，感染途径多，常常会复发。

七、体味

（一）体味概述

体味，即人体产生的复杂的化学气味，产生的部位通常主要在头皮、腋部、生殖器、胸部、脚和皮肤。人类有和免疫反应相联系的独一无二的气味特征，可根据气味特征来鉴别不同的人。气味还会改变月经周期。人体气味含有标志人类情绪的信息，表明人体气味尤其是腋部气味具有信息素的功能。人类能对几千种气味产生反应。人体的气味来源相当复杂，有皮肤腺体直接分泌物质产生的气味，有皮肤微生物代谢分泌物后产生的气味。

（二）皮肤腺体与气味

人类皮肤存在皮脂腺和汗腺。汗腺有三种，即顶泌汗腺（apocrine）、小汗腺（eccrine）和混合型。皮脂腺位于大部分皮肤，上胸部、背部、头皮、脸、额头等部位每平方米含有 400~900 个皮脂腺。皮脂腺分泌物内含有丰富的胆固醇、胆固醇酯、长链脂肪酸、角鲨烯、甘油等脂质物质。小汗腺广泛分布于身体表面，汗液的主要成分是水，也含有少量糖蛋白、乳酸、糖、氨基酸、电解质等其它成分。这些腺体分泌物往往是无气味的，在身体不同部位与不同种类和密度的微生物相互作用时，则产生各种不同气味。所以，不同皮肤腺体分泌物的化学成分和数量，以及身体不同部位湿度和氧浓度决定了皮肤细菌菌群，同时产生不同气味。

从产生气味的角度看，顶泌汗腺为最重要的皮肤腺体，主要分布在乳头、阴部及腋部，除了脚掌和手掌，在皮肤的其它部位也有散在分布。顶泌汗腺由于情绪或者应激而向毛囊分泌，恐惧、生气以及性唤醒也会导致顶泌汗腺的分泌，可提供被他人探知的化学信号。

此外，许多代谢紊乱的特点是皮肤散发出各种气味，其中一些疾病包括苯丙酮尿症、蛋氨酸吸收不良综合征、高蛋氨酸血症等。

（三）腋臭与微生物菌群

腋臭（body odor）俗称狐臭，主要是腋窝等皱褶部位散发的难闻气味。这种气味影响患者的社交活动，严重者可以引起患者的心理障碍。

在人体不同部位产生的恶臭是由微生物将无味的自然分泌物转化为挥发性气味分子引起的，特别是腋下（腋窝）散发出的独特气味。

在腋下，小汗腺、顶泌汗腺和皮脂腺的分泌物中滋生了大量的微生物。常居微生物菌群主要由葡萄球菌属、微球菌属、棒状杆菌属和丙酸杆菌属的革兰氏阳性细菌组成。

顶泌汗腺主要位于腋窝、会阴、生殖器区域和乳头周围。它们在青春期后变得活跃，分泌的汗液比汗腺少。顶泌汗液是无味的，只有在被栖息在皮肤表面的微生物分解后才会变得有气味。顶泌汗腺分泌的汗液与小汗腺分泌的汗液相似，但其分泌率较高，尤其存在于腋窝区域。这些特征使得顶泌汗腺成为腋下出汗的重要因素。与腋臭有关的分子成分，包括短链和中链挥发性脂肪酸、16种雄烯甾体以及硫醇。已经有科学证据表明，棒状杆菌属的成员是腋臭的主要致病因素，主要的臭味物质被认为来自顶泌汗腺。

机体激素平衡的变化、饮食结构和代谢变化，可能会对汗液分泌的数量和质量产生影响。皮肤微生物菌群的任何变化，以及细菌感染都可能改变汗液的成分，通常会产生独特的气味。

八、敏感皮肤

（一）敏感皮肤概述

敏感皮肤（sensitive skin）是指接触某些物质后，比正常人群更易发生接触性刺激或变态性反应的皮肤类型。

皮肤和环境直接接触，会经常受到一些因素（如环境突然的变化、化妆品的使用、生活方式的改变等）的影响。这些因素可能会在物理和微生物水平上影响皮肤的屏障功能。由此产生的影响可能导致皮肤敏感或刺激皮肤发生炎症反应，以及引发慢性炎症性皮肤病、感染、过敏或自身免疫性疾病。

敏感皮肤，一般伴随着紧绷、刺痛、灼烧或瘙痒中的一种或多种症状，由于人体质不同表现出的敏感症状也不相同，再加上敏感皮肤患者对不适症状的描述存在主观差异以及缺乏客观的临床特征，因此很难对敏感皮肤进行定义。

最近，国际瘙痒研究论坛（International Forum for the Study of Itch, IFSI）中一个关于敏感皮肤的特别兴趣小组对敏感皮肤的定义如下："一种综合征，定义为对通常不应引起这种感觉的刺激产生不愉快的感觉（叮刺、灼热、疼痛、瘙痒和刺痛感）。这些不愉快的感觉不能用任何皮肤病引起的损害来解释。皮肤可能看起来正常或伴有红斑。敏感皮肤会影响身体的所有部位，尤其是面部。"总地来说，约60%～70%的女性和50%～60%的男性报告有一定程度的敏感性皮肤。然而，不同地理位置的人群之间存在差异，在特定解剖部位对敏感皮肤的感知也存在差异。

敏感皮肤往往发生在皮肤屏障受损的个体中，正常皮肤中也有发生。即使其病理生理学机制尚不完全清楚，目前皮肤屏障异常、皮肤神经系统过度反应以及皮肤微生态失衡都被认为与皮肤敏感高度相关。敏感皮肤受试者和健康皮肤受试者在生理上有相似之处，但他们的生化指标却有所不同。与健康皮肤相比，敏感皮肤的吡咯烷酮羧酸（PCA）含量较低，博来霉素水解酶（BH）和转谷氨酰胺酶（TG）活性也不高，且敏感皮肤患者中有大量体积较小以及未成熟的角质细胞，这表明敏感受试者角质层成熟度改变。角质细胞成熟度降低和变薄可能导致皮肤敏感度增加，对化学、环境和微生物刺激敏感性更强。

（二）敏感皮肤与皮肤菌群变化

皮肤微生物菌群被认为对皮肤健康很重要，但皮肤微生物菌群与皮肤敏感性之间的关系研究较少。从微生物菌群的多样性和丰度上来看，发现无论是细菌还是真菌，敏感皮肤组与非敏感皮肤组均无显著性差异，提示了敏感皮肤与非敏感皮肤在生理上的相似之处。通过主坐标分析（PCoA），结果显示敏感皮肤组与非敏感皮肤组的细菌菌群结构相似度较高，而真菌菌群结构有显著的差异。也有研究报道，随机招募了77名年龄在18～25岁之间的女性志愿者，以乳酸刺试验（LAST）鉴别是否为敏感皮肤，最后将该人群分为敏感皮肤组（$n=22$）和非敏感皮肤组（$n=55$）。通过细菌16S rRNA基因测序检测敏感皮肤和非敏感皮肤中的微生物组差异，结果显示敏感皮肤组和非敏感皮肤组的皮肤微生物多样性和丰度无显著差异。敏感皮肤组葡萄球菌相对丰度显著降低。敏感皮肤组的金黄色葡萄球菌数量增加，表皮葡萄球菌数量显著减少。敏感皮肤的发生与表皮葡萄球菌显著减少相关。

研究表明，细菌与皮肤组织之间存在密切联系：①存在于表皮活性组织中的普通细菌，与痛觉受体和痒觉受体相邻，细菌可直接刺激痛觉受体和痒觉受体；②痛觉受体和痒觉受体呈现出 Toll 样受体（TLRs）的功能；③肥大细胞在其细胞表面表达多种模式识别受体，包括 TLRs，皮肤微生物区系影响肥大细胞在皮肤中的迁移、定位和成熟；④特异性 TLRs 受体经常参与细菌-宿主的相互作用。这些发现，或许可为皮肤微生物菌群与敏感皮肤存在一定关系提供理论基础。

第四章

皮肤生态系统与机体生态系统

　　皮肤作为机体的一个器官，皮肤的生理和病理机制必然与整个机体联动，为此皮肤生态系统与机体的生态系统也必然存在密切联系。这种生态联系与机体分泌的神经化学物质和微生物菌群合成和分泌的化学物质之间的相互调节相关。

　　由于微生物菌群能够合成和分泌神经调节物质，有学者提出了微生物内分泌学（microbial endocrinology）概念。微生物内分泌学是研究微生物学和神经生物学这两个不同领域的交叉学科，它的基础是宿主和微生物菌群产生共同的神经化学物质。微生物菌群不仅对哺乳动物系统中的神经化学物质做出反应，而且还能产生同样的神经化学物质，这说明宿主与微生物菌群之间的相互作用比以前想象的更具互动性。神经化学物质种类和数量，与被发现的微生物菌群的多样性和某些菌群的丰度均有较强的相关性，包括乙酰胆碱、组胺、血清素、儿茶酚胺和胍丁胺，它们都是动物神经系统的基本递质。其它的，如促肾上腺皮质激素、生长抑素和孕酮，在哺乳动物细胞中有生物学作用。因此，微生物内分泌学可以通过微生态与肠道-皮肤-大脑轴，维持机体生态平衡，影响人体健康。

肠道-皮肤-大脑轴（gut-skin-brain axis，GSBA）基于肠道、皮肤、大脑细胞，来源于同一胚层，信号传导和神经分布上具有非常大的相似性。肠道-皮肤-大脑轴不仅可以阐明微生态与多种皮肤病（如银屑病、痤疮、特应性皮炎等）密切相关，还可以很好地诠释微生态与行为和情绪（如焦虑、抑郁等精神心理疾病）的关系。

第一节
皮肤-大脑轴

皮肤作为外部环境和内部环境之间的屏障，其战略位置决定了它在维持人体内环境平衡和最终生物体生存方面的关键功能。由于直接暴露于许多环境因素，因此在高度异质的环境中，皮肤能够局部识别、辨别和整合各种信号，并立即发出适当的反应，这是皮肤的一项重要特性。这些皮肤功能被整合到皮肤免疫、色素调节、表皮和皮肤附件系统中，并与系统免疫、神经系统和内分泌系统持续联系。

皮肤持续暴露于许多外部生物或环境因素，必须进化出最佳机制，以保护、恢复或维持与恶劣环境相关的局部和全局稳态。皮肤的位置决定了这些基本功能的产生，这就需要发展有效的感觉和效应器能力，以便对外部环境的变化做出不同的反应。皮肤要精确地协调和执行这些功能，表现为本身可被诱导产生生物活性化合物（激素、神经激素和神经递质），这些化合物在局部和全身水平都起作用，能够重置机体的稳态适应机制。另外，在与环境交互作用的同时，可以叠加来自心理压力对皮肤生理和病理的影响，处于皮肤-大脑双向交流。对于外部和内部环境的变化，皮肤可以产生信号，在局部和全身水平上产生快速（神经）或缓慢（体液或免疫）反应。

一、人体下丘脑-垂体-肾上腺轴

在皮肤与环境进行信息交换和有来自内部的压力时，这些局部反应和全身反应之间的协调是由皮肤神经内分泌系统介导的，该系统利用下丘脑-垂体-肾上腺轴（hypothalamic pituitary adrenal axis，HPA）、下丘脑-垂体-甲状腺轴（hypothalamic pituitary thyroid axis，HPT）、儿茶酚胺能、5-羟色胺能、褪黑素能、胆碱能、甾体生成和分泌性激素系统，皮肤与神经系统的共同胚胎起源，成为皮肤-大脑神经系统，皮肤与中枢神经系统和内分泌系统有许多共同的介质也就不足为奇了。

（一）中枢通路

下丘脑-垂体-肾上腺轴和交感-肾上腺髓质（sympathetic adrenal medulla，SAM）系统被更高的大脑中枢激活，以应对心理社会应激。这两条通路之间不仅存在正反馈回路，还存在各级负反馈，以防止过度刺激。促肾上腺皮质激素释放激素（CRH）和精氨酸加压素（AVP），依据昼夜节律从下丘脑室旁核释放，急性应激可增强释放量和频率。这些激素的协同，诱导垂体前叶分泌阿黑皮素原（POMC）衍生肽，包括 β-内啡肽、α-黑素细胞刺激素（α-MSH）和促肾上腺皮质激素（ACTH）。β-内啡肽具有镇痛、免疫调节和抗炎作用，α-MSH 具有有效的抗炎作用。ACTH 诱导糖皮质激素皮质醇（啮齿类动物的皮质酮）从肾上腺皮质释放，促使人类的皮肤色素沉着。糖皮质激素与其无处不在的细胞质受体结合，转移到细胞核并影响糖皮质激素反应元件（GREs）在抗炎靶基因上的转录。活化受体也可以与独立于 GREs 的转录因子相互作用，例如抑制促炎性核因子 κB(NF-κB)。此外，SAM 系统也是中枢应激反应的组成部分，其作用通过肾上腺髓质释放儿茶酚胺（肾上腺素和 NE）介导副交感神经系统对抗交感神经系统的作用。此外，迷走神经传入的兴奋性刺激副神经节细胞表达白细胞介素-1（IL-1）。通过几种应激诱导因子，包括血管紧张素Ⅱ、炎症脂质介质和炎症细胞因子 IL-1、IL-6 及肿瘤坏死因子 TNF-α，进一步增强 HPA 和 SAM 系统的作用。

（二）外周通路

研究表明，皮肤内存在下丘脑-垂体-肾上腺轴已被证实，合成 POMC 衍生肽和类固醇的能力通过旁分泌和自分泌等方式发挥作用，可微调皮肤应激反应。此外，发现促肾上腺皮质激素增加，而促肾上腺皮质激素释放激素减少，角质形成细胞的促炎症细胞因子 IL-18 的表达，提供了皮肤和 HPA（外周和/或中枢）之间通信的又一个例子。外周感觉神经和自主性皮肤神经末梢在应激反应中释放出几种神经肽和神经营养素，其中最重要的包括外周 CRH、神经生长因子（NGF）、P 物质（SP）和降钙素基因相关肽（CGRP）。这些物质主要发挥促炎作用，部分是通过肥大细胞的激活，肥大细胞与真皮感觉神经非常接近，在皮肤对应激的反应中起着关键作用。许多典型的应激相关神经介质使肥大细胞激活，血管通透性增高，导致水肿和疼痛（神经源性炎症）。其它参与皮内介质应激反应的物质，包括皮肤下丘脑-垂体-肾上腺轴和 5-羟色胺能/褪黑素能系统的成分，以及催乳素和儿茶酚胺。

（三）皮肤神经支配

感觉神经纤维和自主神经纤维在皮肤中形成广泛的神经网络。

在皮肤中，初级传入神经末梢的受体传递各种感觉刺激，如温度、pH 值、炎症介质的变化，并将这些变化传递到中枢神经系统的特定区域，从而产生疼痛、瘙痒等神经炎症的感知。当然，在其它器官中也存在相同或类似的器官和组织的躯体反应。皮肤感觉纤维的细胞位于背根神经节（DRG）或位于面部和上颈部的三叉神经节。单极感觉细胞的无髓（C）和有髓（A）纤维的阈值分别为 0.5～2.0m/s 和 4.0～70.0m/s。传入神经纤维的顺、逆传导，导致神经递质，主要是 P 物质和降钙素基因相关肽（CGRP）在同一部位同时进行信号转导和释放。感觉轴突根据由相关脊髓节段支配的对应体表部分，在脊髓背侧神经元中形成突触。皮肤感觉输入的主要上升途径是通过背柱核（DCN）或颈外侧核（LCN）。它们都传递到丘脑，丘脑是接收和发送神经信号到体感皮层、中脑和下丘脑的协调站，是自主神经系统的总部。丘脑和下丘脑室旁核之间的联系，是连接皮肤刺激与控制机体稳态和内分泌系统（包括下丘脑-垂体-肾上腺轴）的重要因素。面部皮肤传入刺激，在三叉神经根和三叉神经核转换时也终止于丘脑。

传统上认为皮肤神经支配由真皮网状层的纤维丛和乳头层的较浅的神经丛组成，感觉末梢大部分位于真皮下。最新免疫组织化学研究进展显示，表皮内存在神经纤维。在表皮基底层，发现了与梅克尔细胞、冷受体和高阈值机械感受器相关的表皮内神经末梢。细的神经纤维穿过真皮，伸入表皮，终止于包括角质层在内的所有表皮层。在衰老过程中以及在糖尿病、银屑病或紫外线照射等多种病理情况下，表皮神经纤维的密度都会发生变化。因此，表皮神经纤维密度的定量分析可作为判断病情进展的一个有价值的预后指标。

在皮肤中，神经纤维主要具有感觉特性，另外一种自主神经纤维的成分只分布在真皮中，它们大多位于真皮中部和真皮乳头层。自主神经分布在小动脉、血管球体、竖毛肌、顶泌汗腺和外分泌腺，形成一个丰富的自主神经和感觉神经纤维网络，包围着毛囊、毛皮脂腺、小汗腺和顶泌汗腺。感觉和自主神经网络，根据解剖位置显示出区域差异。皮肤中的自主神经纤维，主要来自交感神经（胆碱能、儿茶酚胺能和非肾上腺素能/非胆碱能），面部很少有副交感神经（胆碱能）神经元。

除乙酰胆碱、去甲肾上腺素和 5-羟色胺等经典神经递质外，皮肤节后自主神经还主要释放神经肽（神经肽 Y、甘丙肽、血管活性肠肽、β-内啡肽）和生物活性物质（一氧化氮、内皮细胞）等共同递质。这些化合物调节主要神经递质的释放和活性，也直接影响靶细胞。皮肤神经通过旁分泌、自分泌或内分泌方式，释放的神经肽作用于靶细胞，靶细胞表达与细胞内信号转导途径或离子通道适当耦合的特定受体，这些受体被激活后，可能导致伴有疼痛、瘙痒的红斑、水肿等生物反应。

二、皮肤-大脑腺轴

皮肤与中枢神经系统（CNS）具有相同的神经外胚层来源，是外周的神经内分泌器官，具有与中枢神经系统相似的下丘脑-垂体-肾上腺轴系统。"皮肤-大脑轴"（skin-brain axis）通信网络被认为是中枢神经系统对心理应激反应在皮肤中产生生理反应的机制。应激（stress）是指通过中枢神经系统介导的机制，会加剧特应性皮炎、银屑病病情，以及影响生理状态下毛发生长的外周皮肤表现。然而，除了皮肤是应激反应的靶点外，皮肤-大脑轴还表现出双向信号调节，即皮肤本身局部产生神经免疫调节物质和应激反应物质，通过外周神经上传至中枢，可以启动大脑的应激信号。这种皮肤-大脑轴信号的完整性，具有重要的生理意义。皮肤的神经内分泌功能由皮肤的神经内分泌单元完成，神经内分泌单元包括角质形成细胞、黑素细胞、成纤维细胞和免疫细胞，这些细胞通过自分泌及旁分泌方式相互作用，形成一完整有序的神经内分泌网络。

皮肤可以感知环境因素，表达和分泌"神经递质"，通过外周神经纤维上传给中枢，经中枢对信息处理后，下达防御措施。图 4-1 所示为皮肤与中枢神经系统的关系。

（一）下丘脑-垂体-肾上腺轴在皮肤的表达和功能

1. CRH 及其相应受体在皮肤中的表达与功能

人皮肤角质形成细胞、黑素细胞、成纤维细胞、内皮细胞和免疫细胞能合成分泌 CRH，且存在 CRH 受体。CRH 受体 CRHR1、CRHR2 分布于皮肤的不同结构区域，CRHR1 表达于皮肤角质形成细胞、黑素细胞、成纤维细胞、内皮细胞和免疫细胞，CRHR2 仅表达于毛囊角质形成细胞、毛乳头的成纤维细胞，以及皮脂腺、小汗腺及肌肉血管组织。

在应激作用下角质形成细胞、黑素细胞、成纤维细胞释放 CRH。CRH 不

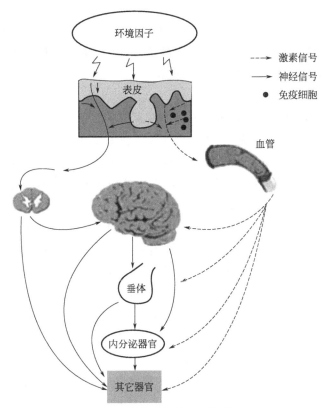

图 4-1　皮肤与中枢神经系统的关系

但作为 HPA 的最上游因素发动应激诱导的下丘脑-垂体-肾上腺轴反应，也可以原型（来自中枢的外周神经纤维的释放和皮肤细胞产生）直接发挥应激效应，因而 CRH 也称为应激反应激素（strea reactive hormone，SRH）。CRH 在皮肤中与其受体 CRHR 直接结合，启动腺甘酸环化酶、磷酸激酶 c 和 CA 通道信号转导途径发挥功能，包括参与表皮细胞的增生、分化、凋亡和免疫活动。CRH 与 CRHR1 具有高的亲和力，而以较低的亲和力与 CRHR2 结合。UV 照射等因素可增加 CRHR1 表达而增强 CRH 功能，表明 CRHR1 可能是环境应激的调控者之一。

2. POMC 衍生物及其相应受体在皮肤中的表达与功能

在角质形成细胞、黑素细胞、成纤维细胞、内皮细胞、朗格汉斯细胞、免疫细胞均有 POMC mRNA 的表达，前激素转换酶及 POMC 衍生的激素肽，如 ACTH 和 α-MSH 在以上细胞中也表达。POMC 蛋白通过转换酶和 7112 蛋白衍生为 ACTH 或 α-MSH 和 β-LPH 或 β-内啡肽，皮肤 POMC 在前激素转换酶作用下加工为 ACTH、MSH 和 β-内啡肽的途径与垂体相似。皮肤局部 CRH 刺激下，ACTH、α-MSH、β-LPH、β-内啡肽合成分泌并与相应的受体黑素皮质素受体（MCR）结合，从而激活 cAMP/PKA 等信号通路，包括调控表皮屏障功能，调控毛发生长及表皮和毛发的黑素合成，调控汗腺、皮脂腺分泌，调控皮肤局部免疫及炎症。

黑素皮质素受体 1（MC1R）表达于黑素细胞、角质形成细胞、成纤维细胞、皮脂腺细胞、内皮细胞、朗格汉斯细胞和免疫细胞，MC2R 最可能表达于脂肪细胞、角质形成细胞和黑素细胞，MC5R 最可能表达于大小汗腺的上皮细胞、皮脂腺组织。阿片受体主要在表皮的角质形成细胞、毛囊的外毛根鞘、皮脂腺的上皮细胞和汗腺的分泌部位表达。

ACTH 和 MSH 最明确的效应是 ACTH 和 MSH 与表达于黑素细胞的相应受体结合，通过 cAMP 途径刺激黑素合成中相关酶、结构及调节蛋白的表达，促使褐黑素向优黑素转化，刺激黑素生成。MSH 与其受体 MC1R、MC2R、MC5R 结合还可以调节皮脂腺功能，而 ACTH 与其特异性受体 MC2R 结合可调节毛发生长。与阿片受体结合的内啡肽、脑啡肽可抑制角质形成细胞分化，并可分泌相关分子缓解疼痛和进行免疫调节。

3. 皮质醇在皮肤中的合成表达及功能

皮肤是肾上腺以外糖皮质激素合成的器官之一，真皮成纤维细胞、毛囊的外毛根鞘细胞和皮脂腺细胞在 CRH 和 ACTH 的刺激下能够合成分泌皮质醇。孕烯醇酮（progesterone）是皮质激素合成的底物，而胆固醇是孕烯醇酮合成的底物，胆固醇在线粒体酶细胞色素 P450 酶系统作用下能羟化及侧链剪切为孕烯醇酮。合成皮质醇底物及其酶系统（孕烯醇酮、胆固醇、线粒体酶细胞色素 P450 酶系统）在皮肤中均表达，皮肤具有完善的皮质醇合成系统。

局部应激刺激下，激活皮肤下丘脑-垂体-肾上腺轴，CRH、ACTH 和皮质醇分泌，皮质醇诱导抗炎因子合成，抑制炎性因子合成，诱导炎性细胞凋亡，发动抗炎活动，以应对和终止应激导致的局部炎症。皮质醇还反馈作用于应激反应减少 CRH 和 POMC 肽的合成，形成稳态的下丘脑-垂体-肾上腺轴系统，营运和重建机体适应性反应。

（二）皮肤下丘脑-垂体-肾上腺轴的意义

皮肤下丘脑-垂体-肾上腺轴的发现对精神或局部环境应激因子诱导皮肤疾病机制的诠释有着重要意义。例如局部给予下丘脑-垂体-肾上腺轴中关键分子能够刺激或抑制下丘脑-垂体-肾上腺轴分子的内源性合成和释放，从而可调控下丘脑-垂体-肾上腺轴对表皮及毛皮脂腺功能的调节，可用于治疗精神或局部环境应激因子诱导的皮肤疾病。例如糖皮质激素和 CRHR 拮抗剂的局部使用。目前已经明确 CRHR 拮抗剂能够调节角质形成细胞、黑素细胞、皮脂腺细胞、成纤维细胞和免疫细胞的活动，已用于银屑病、炎症性皮肤病、秃发、白癜风、痤疮、玫瑰痤疮、日光性角化、表皮肿瘤和黑素细胞瘤的动物模型的治疗。

三、皮肤微生物菌群与神经调节

现在有充分的证据表明，细菌可以感知许多细胞因子和趋化因子。这种现象可以从细菌和真核生物之间的协同进化以及细菌对宿主免疫系统的必要适应中追溯。细菌还可以接受宿主神经递质或神经激素调节，有时还会产生其中一些分子，这种现象最初被命名为微生物内分泌学。微生物内分泌学在肠道中得到了特别的研究，因为肠道含了人体的主要菌群，这些菌群不但接受肠神经系统的调节，它们还能够表达和分泌大量的、多样性的神经肽，参与机体调节。此外，食物本身含有神经内分泌因子和前体，可直接作用于肠道菌群。

皮肤拥有人体第二丰富的菌群，与肠道一样，皮肤是主要的神经内分泌器官，由密集的神经纤维网络支配角质形成细胞、成纤维细胞、黑素细胞、朗格汉斯细胞和微血管内皮细胞，这些细胞在与环境的不断相互作用中释放出多种神经激素，几乎与肠道内分泌系统产生的激素相当。

（一）神经递质对微生物的影响

P 物质，是皮肤神经末梢中的神经肽。P 物质通过刺激皮肤细胞释放抗微生物肽蛋白（cathelicidin）和防御素（defensins），直接和间接发挥抗菌活性。蜡样芽孢杆菌（*Bacillus cereus*）在 P 物质的作用下，过度合成胶原酶从而产生细胞毒性。但也有研究表明，在有 P 物质存在的情况下，蜡样芽孢杆菌会过量产生超氧化物歧化酶，这是一种防御机制。P 物质处理后的金黄色葡萄球菌和表皮葡萄球菌，会导致对角质形成细胞的毒性增加，造成重建人表皮（reconstructed human epidermis，RHE）的活性降低。重建人表皮对 P 物质处理的金黄色葡萄球菌的反应，是典型的炎症反应，趋化因子（CCL5 和 CXCL1）和白细胞介素-8（IL±8）过度表达。P 物质处理的表皮葡萄球菌导致重建人表皮中整合素 α5(integrin α5) 和趋化因子配体 10（chemokine ligand 10）的表达显著增加。由于这些蛋白质是银屑病的标志物，这些数据表明 P 物质对表皮葡萄球菌的作用与银屑病之间可能存在联系。降钙素基因相关肽

（calcitonin gene-related peptide，CGRP）具有与 P 物质相近的生理功能，参与疼痛、瘙痒和神经源性炎症反应。将 CGRP 处理过的表皮葡萄球菌，作用于角质形成细胞和重建人表皮，在细胞表面 IL-8 的分泌和细菌黏附增加。利钠肽（natriuretic peptides）在人体皮肤中被指定为心钠肽（atrial natriuretic peptide，ANP）、脑利钠肽（brain natriuretic peptide，BNP）和 C 型利钠肽（C-type natriuretic peptide，CNP）。皮肤初级感觉传入纤维中的 BNP，应该是特定瘙痒神经传递途径中的关键介质。与 P 物质或降钙素相关基因肽一样，C 型利钠肽和心利钠肽对金黄色葡萄球菌和表皮葡萄球菌的生长参数没有明显影响，但可调节其生物膜形成活性。

（二）微生物合成和释放神经递质

皮肤微生物群的成员可以合成和释放具有潜在神经递质和/或神经调节活性的分子。关于能够充当神经递质的细菌分子，已经证明表皮葡萄球菌和痤疮丙酸杆菌具有组胺生物合成所需的所有酶，组胺在皮肤瘙痒中具有重要的作用。初级感觉神经元在皮肤中释放的神经递质谷氨酸，棒状杆菌可以合成。原核生物和真核生物都可合成 γ-氨基丁酸（GABA），在许多革兰氏阳性和革兰氏阴性细菌（包括葡萄球菌、芽孢杆菌、链球菌和假单胞菌）中发现了关键酶谷氨酸脱羧酶。

皮肤微生物不仅限于细菌和真菌，还包括病毒等。健康个体的皮肤病毒组包括噬菌体（Bacteriophages）、多瘤病毒（Polyomaviruses）、乳头状瘤病毒（Papillomaviruses）以及圆环病毒（Circoviruses）。它们转录的病毒蛋白质，可以像真核细胞因子一样发挥作用。已经鉴定出至少 16 种不同的病毒蛋白，它们与人类激素和神经激素（包括 α-MSH、成纤维细胞生长因子和内皮素）具有高度的序列相似性。

四、皮肤瘙痒的皮肤-大脑轴例证

（一）瘙痒

瘙痒是一种令人不快的感觉，它会激起人们抓挠的欲望。瘙痒与温、热、痛等感觉一样，是机体生理状态下自我保护的一种反应机制。

瘙痒包括许多类型。①急性瘙痒，持续不到 6 周的瘙痒。②慢性瘙痒，持续 6 周或更长时间的瘙痒。③神经源性瘙痒，由神经介质引起，但无神经损伤。当神经源性瘙痒的介质被确定时，神经源性瘙痒将定义为瘙痒原性瘙痒。④神经性瘙痒，与神经受损有关，如疱疹后神经痛、瘙痒或小纤维神经病变。⑤瘙痒受体激活性瘙痒，与激活感觉纤维的瘙痒受体有关的瘙痒，如炎症。⑥心因性瘙痒，有心身或精神原因，如寄生虫病妄想（delusions of parasitosis）。

瘙痒，可以是许多系统性疾病和皮肤疾病的主要症状。急性瘙痒多由肾脏疾病、胆汁疾病和药物副作用引起，而慢性、严重的瘙痒除上述疾病外，也常常发生于特应性皮炎等皮肤病。搔抓引起炎性介质的释放，可以引起疼痛，疼痛与瘙痒为同一信号传导通路，搔抓引起的疼痛可以掩盖瘙痒，从而减少瘙痒引起的痛苦。但是，反复搔抓可以进一步加剧瘙痒，从而形成瘙痒搔抓的恶性循环。

瘙痒源于表皮神经纤维的激活，而表皮神经纤维属于一类特殊的发痒神经元（瘙痒感受器）。驱动神经元活动的化学介质来源于角质形成细胞、炎性细胞和神经末梢之间的复杂相互作用，以及上调的免疫级联、表皮屏障功能障碍和外源性环境刺激（即微生物群、过敏原、刺激物）。外周神经将信号从皮肤传递到背根神经节和三叉神经节，然后传递到脊髓和大脑，在那里进行中央瘙痒处理。图 4-2 所示为瘙痒与中枢神经系统之间的关系。

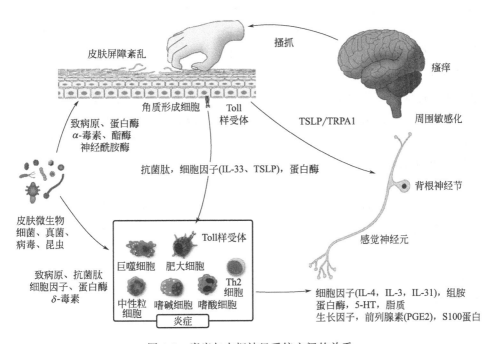

图 4-2　瘙痒与中枢神经系统之间的关系

（二）微生物与瘙痒

瘙痒感受器神经元通过各种机制识别皮肤病原体及刺激物质，从而形成瘙痒。脂多糖（LPS）是革兰氏阴性菌的关键细胞壁成分，它附着在神经元 TLR4 上，启动辣椒素受体（TRPV1）离子通道或打开 TRPA1 离子通道。金黄色葡萄球菌通过与聚合肽受体 1（FPR1）结合的细菌 N-甲酰肽，或通过与 ADAM10（含蛋白 10 的去整合素和金属蛋白酶结构域）结合的 α-溶血素，触发瘙痒。白色念珠菌，通过其细胞壁成分酵母多糖，刺激促瘙痒感受器。病毒的双链 RNA 和单链 RNA 分别与 TLR3 和 TLR7 结合，被认为能激活 TRPV1 离子通道。

压力是一种复杂的动态应激状态，可以改变机体的稳态性，促进宿主的适应性。压力会加剧瘙痒，证明大脑参与瘙痒处理。压力应激作用于中枢神经系统（central nervous system，CNS），通过释放神经化学物质，改变微生物菌群。例如，糖皮质激素是应激反应的重要组成部分，抑制腺苷酸在表皮的释放/定位，削弱屏障，改变微生物菌群赖以生存的环境。慢性压力与异常的副交感神经张力有关，应激产生的胆碱能信号对皮肤屏障和免疫功能产生负面影响，如在 α-7nAChR（α-7 烟碱受体）刺激后，抑制 AMPs 类物质抗微生物肽蛋白和 β-防御素，导致微生物菌落分布改变。

皮肤微生物菌群，尤其是凝固酶阴性葡萄球菌，对儿茶酚胺敏感。去甲肾上腺素（NE）、肾上腺素、多巴胺及其结构相关的多巴酚丁胺和异丙肾上腺素，可促进葡萄球菌的生长。儿茶酚胺还能增强细菌对宿主组织的依附性，增加细菌的毒力。儿茶酚胺刺激铜绿假单胞菌和大肠杆菌的生物膜形成。P 物质在压力下从汗液中释放，增加皮肤革兰氏阳性细菌，即金黄色葡萄球菌和表皮葡萄球菌的毒力。

因此，压力对皮肤微生物菌群的影响可能是双重的，即抑制宿主对微生物菌群的免疫调节，同时影响微生物菌群赖以生存的环境（如皮脂量、汗液量、pH 值以及表皮细胞的代谢率）。

第二节
肠道-大脑轴

肠道存在自动调节神经系统，与人体神经系统形成密切联系的网络。胃肠道壁神经系统位于食管、胃、小肠与结肠内层组织，存在于肌间神经丛和黏膜下神经丛，可以传达中枢神经系统的信号，影响肠道；肠道的生理和病理变化，可以上传信号，影响大脑。

一、肠神经系统

肠神经系统（enteric nervous system）是由大量埋在胃肠壁内的神经元（又称神经细胞）组成的。这些细胞大小不一，形态多样，构成许多胃肠的神经节，又被称为神经丛，主要有肌间神经丛、黏膜下神经丛等。这些神经节不同于周围神经系统的神经节。肠神经系统神经元间不存在血管和结缔组织。神经元的一部分膜表面直接与细胞间隙接触，吸收营养。神经节内的神经胶质细胞的突起包裹神经成分，形成外界性基底膜，把毛细血管限制在基底膜之外。而且这些为神经节提供营养的毛细血管的内皮细胞是连续的，没有窗孔，构成一个类似"血-脑屏障"的"血-肠神经丛屏障"。

肠神经系统能独立完成神经反射功能，还具有神经内分泌功能，类似于大脑，故有"人类第二大脑"之称。

二、肠道-大脑轴

肠道-大脑轴（gut-brain axis）是中枢神经系统和胃肠道之间的双向通信系统。微生物群-肠道-大脑轴（microbiota-brain-gut axis）对于维持微生物系统、胃肠道和中枢神经的内稳态至关重要。

肠道-大脑轴调节应激反应的过程涉及神经通路、免疫机制和内分泌机制。肠道-大脑轴之间的重要参与者，就是存在于人类消化道的微生物。胃肠道微生态的变化会通过迷走神经、交感神经等传递到中枢神经系统，经过大脑相关区域的整合，发送指令并通过交感神经、副交感神经等作用于外周的器官，以反馈调节的方式调控胃肠道环境。

（一）肠道菌群与神经调节

肠壁上面有很多的肠神经，肠道消化、吸收、肠道菌群产生的免疫信息通过肠神经上行到大脑。肠道菌群与大脑之间的相互神经通信作用，一般是通过迷走神经实现的。肠道会通过迷走神经对抗炎反应产生刺激，上传给中枢，便于中枢神经系统协调机体产生抗炎作用，避免引起炎症。迷走神经接受来自肠道微生物菌群的信号，如鼠李糖乳杆菌（*Lactobacillus rhamnosus*）改变中枢 γ-氨基丁酸（GABA）受体的表达，降低焦虑和抑郁行为。在结肠炎模型中，长双歧杆菌通过迷走神经起到抗焦虑作用。动物实验结果显示，肠道菌群能够激活迷走神经，引发抗炎反射，从而向大脑发出传入信号，激活传出反应，释放出乙酰胆碱，再通过与免疫细胞的相互作用，减少微生物菌群变化引起的炎症。

微生物菌群与外周和中枢神经系统的活动关系，不限于迷走神经的激活，还有对微生物菌群产生的细胞因子、神经肽和神经递质、短链脂肪酸和其它微生物代谢产物进行吸收，并沿着血液或体液运输，这些信号穿过血-脑屏障然后到达大脑，就会使小胶质细胞激活，使其在免疫监控等方面发挥作用，包括下丘脑-垂体-肾上腺轴激活状态的调节。

（二）肠道菌群与免疫

肠道相关淋巴组织是人体最大的免疫器官，占整个免疫系统的70％以上。它在外部来源的病原体和内部生物环境之间提供了重要的防御屏障。肠道上皮细胞可以通过识别不同的微生物信号分子从而产生免疫反应，肠道免疫细胞直接或间接地控制微生物菌群。

致病性微生物通过激活肠道中影响大脑的免疫通路，而导致机体出现行为异常。微生物代谢物上调 Treg，增加合成和分泌抗炎细胞因子 IL-10，口服双歧杆菌与外周血 IL-10 表达增高有关。在健康的机体中，肠道菌群能够利用自身代谢产物对肠上皮细胞和肠道免疫细胞直接产生作用，从而使宿主-菌群维持共生稳态，肠道微生物菌群是肠道免疫系统发育的基础。

（三）菌群-肠道-大脑轴

肠道菌群和肠道-大脑轴不仅分别对胃肠道具有调节作用，它们还通过神经-免疫-内分泌的网络调控方式相互作用，协同发挥调节作用，称为"菌群-肠道-大脑轴"。该轴包括多种相互作用的途径和方式。①肠道的淋巴细胞可感受肠腔局部环境变化（包括肠道内菌群的改变），释放具有内分泌或旁分泌作用的细胞因子，进而作用于中枢神经系统。②肠内分泌细胞释放的肠肽可刺激感觉神经元末梢，产生神经冲动并传入大脑。③微生物代谢产物可作为神经递质或其前体作用于具有内分泌或旁分泌效应的肠上皮细胞。传入刺激经脑干中继后到达杏仁核和岛叶等组成的内脏感觉高级中枢。④下丘脑-垂体-肾上腺轴激活后释放的糖皮质激素，可以改变肠道黏膜的通透性和屏障功能，影响肠道菌群的组成。⑤传出神经通路，包括胆碱能抗炎通路和/或交感神经通路，均可释放经典神经递质直接影响肠道微生物组成。

三、肠道-大脑轴与机体健康例证

肠道细菌定植是肠神经系统和中枢神经系统发育和成熟的核心。缺乏微生物定植导致肠神经系统和中枢神经系统中神经递质的基因表达和周转发生改变，也会引起肠道感觉运动功能的改变，延迟胃排空和肠道运输。乳酸杆菌产生一氧化氮和硫化氢，通过与肠黏膜中的香草酸受体相互作用来调节肠道运动。通过调节下丘脑-垂体轴设定点的行为，微生物菌群影响应激反应和焦虑。微生物还调节边缘系统中的 5-羟色胺（5-HT）能途径。微生物通过分泌各种酸、碳酸氢盐和黏液维持黏液层和生物膜而影响肠道运动，这有助于肠道液体处理和黏膜免疫反应。

肠道微生态改变引起基础性疾病（如糖尿病、心血管疾病等）已经得到证实。微生态的变化引起的神经精神疾病，近年来逐渐被认识。

（一）肥胖

肥胖症是一种由多因素引起的慢性代谢疾病，其中肠道微生态被认为是一个重要的影响因素。与健康人群相比，肥胖人群的肠道微生态组成发生了明显变化（拟杆菌门的相对丰度降低，厚壁菌门的相对丰度升高），这种改变增强了肥胖人群从饮食中获取能量的能力。而随着肥胖个体通过减少脂肪或糖类含量的低热量饮食减肥，其拟杆菌门的相对丰度增加。拟杆菌门的增加与体重显著相关，但与摄入的总热量无关。

（二）Ⅱ型糖尿病

越来越多的证据表明，除了遗传基因的因素，Ⅱ型糖尿病的危险因素还涉及特定的环境因素，其中肠道微生态发挥重要作用。Ⅱ型糖尿病患者的肠道微生态组成与健康个体相比有显著的差异，其乳酸杆菌的丰度显著增加，而几种产丁酸的细菌（如直肠真杆菌、普氏粪杆菌等细菌）的丰度发生显著降低。并且乳杆菌属的丰度与患者的空腹血糖和胰岛素水平呈正相关。

（三）帕金森病

帕金森病是一种由中枢神经系统中多巴胺能神经元的缺失所引起的，无法治愈的神经退行性疾病。帕金森病患者的粪便中产生丁酸的"抗炎"菌群（如粪球菌属）明显减少，肠黏膜上"促炎"菌群（变形杆菌）明显升高。

（四）抑郁症

抑郁症（depression）以情绪显著而持久的低落为基本临床表现，并伴有相应的思维和行为异常，有反复发作倾向。患者情绪低落，自卑忧郁，甚至悲观厌世，可有自杀企图和行为。

抑郁症患者肠道菌群的主要变化是不动杆菌和类杆菌。小鼠接受抑郁症患者的微生物菌群后，出现抑郁行为和海马基因激活障碍。抑郁症患者存在免疫系统异常和大脑异常，导致5-HT和脑源性神经营养因子水平下降，同时神经元也发生杏仁核的形态学变化。

（五）肠易激综合征

肠易激综合征（irritable bowel syndrome，IBS）包括腹痛、腹胀，或以大便习惯改变为主要特征，并伴有大便性状异常，持续存在或间歇发作，而又缺乏形态学和生物化学异常改变等可用器质性疾病解释的一组临床症状。肠易激综合征大致可分为腹泻型、便秘型、腹泻便秘交替型和不定型，多发于年轻人和中年人，有家族聚集倾向。

肠道微生物菌群的改变导致HPA异常，引起促肾上腺皮质激素释放激素（CRH）合成增加，这一过程与肠易激综合征有关。CRH会影响肠道的运动和敏感性，导致腹泻。肠道功能紊乱伴有副交感神经功能受损，导致腹泻与便秘交替发生，常常与社会压力有关。

（六）自闭症

自闭症（autism）又称为孤独症，起病于婴幼儿期（3岁前），是以不同程度的社会交往障碍、交流障碍、局限的兴趣及刻板与重复行为方式为主要临床特征的一种广泛性发育障碍。也可见到一些其它非特异性的问题，如恐惧症、睡眠和进食紊乱、发怒和指向自己的攻击。

自闭症是一种神经发育障碍，其特点是社交困难和沟通能力差，活动受限，行为重复，智力残疾程度不同。胃肠道症状、进食困难是非常常见的，通常与自闭症谱系障碍（autism spectrum disorder，ASD）的严重程度成正比。所谓自闭症谱系障碍，是孤独症、阿斯佩格综合征和非典型孤独症三种广泛性发育障碍的总称。按临床表现，由典型的孤独症到非典型的广泛性发育障碍未特定型可以看作一个连续谱。在反刍动物研究中，类杆菌水平的增加和硬壁菌水平的降低都与自闭症有关。自闭症儿童的粪便样本显示含有短链脂肪酸

（SCFA），如乙酸、丙酸和丁酸，表明肠道微生物菌群发生了变化。像破伤风梭菌和脱硫弧菌这样的细菌可直接加重自闭症。

益生菌和无麸质饮食可调节肠道微生物菌群的组成，改善肠道免疫系统，从而产生更好的效果，使自闭症儿童的症状得到控制。

第三节
肠道-皮肤轴

肠道-皮肤轴是连接肠道及其微生物与皮肤的信号分子网络，与肠道-大脑轴类似。

一、肠道微生态与银屑病

由肠道微生物组产生的代谢物具有免疫修饰潜力，能够通过影响幼稚 T 细胞向 Treg 调节或 Th17 谱系的分化来改变免疫耐受和炎症反应之间的平衡，而此类的免疫炎症反应变化也与银屑病的病理机制相同。研究显示，银屑病患者肠道菌群多样性减少。拟杆菌门的副拟杆菌属、厚壁菌门的普拉梭菌属等在银屑病患者肠道中显著降低。普拉梭菌属的细菌是大肠中常见的微生物，它是丁酸盐的重要来源，可以为结肠细胞提供能量，减少氧化应激，并通过触发调节性 T 细胞赋予短链脂肪酸（SCFA）抗炎作用。短链脂肪酸对 Treg 发挥调控 Th1/Th2、Th17/Treg 等若干免疫平衡的功能起到不可替代的促进作用，短链脂肪酸缺乏或缺陷与物理屏障、细胞能量、营养代谢、免疫炎症反应等相关。厚壁菌门的某些属种可通过 SCFA 的 G 蛋白偶联受体 43（G proteincoupled receptor，GPR43）上调 Treg。此外，短链脂肪酸-G 蛋白偶联受体 43 轴可抑制中性粒细胞的炎症反应作用。

二、肠道微生态与特应性皮炎

患有特应性皮炎的婴幼儿，早期肠道内梭状芽孢杆菌和大肠埃希菌的定植增多，能增加患特应性皮炎的风险。通过对患儿粪便中微生物菌群的检测分析，发现特应性皮炎与大肠埃希菌的大量定植存在相关性。若母亲有特应性皮炎病史，则婴儿粪便中可检测到大量大肠埃希菌。母亲孕期有吸烟史，孩子粪便中也定植大量大肠埃希菌，这是影响儿童后期免疫系统发育和增加特应性皮炎患病率的重要因素。大量肠源杆菌的定植，明显降低肠道微生物菌群的多样性，婴儿出生后1周，肠道微生物菌群的低多样性与特应性皮炎的发生被证实有较强的相关性。

特应性皮炎与肠道菌群异常的相关性，已经存在较多研究。多项研究显示特应性皮炎患者存在肠道菌群失调，且使用益生菌治疗有效。试验结果显示特应性皮炎患者肠道乳酸杆菌数量相对于健康人明显减少。

研究指出，特应性皮炎的严重程度与肠道双歧杆菌以及乳酸杆菌的数量成负相关，并提示肠道菌群失调主要发生于中、重度特应性皮炎患者。传统饮食人群的肠道菌群具有多样性，膳食纤维在肠道末端发酵利于有益菌生长，而高糖、高脂的饮食则会破坏肠道菌群的平衡，使得双歧杆菌和乳酸杆菌等有益菌数量减少。这些研究结果为合理饮食防治特应性皮炎提供了科学依据。

三、肠道微生态与白塞氏综合征

白塞氏综合征（Behcet syndrome）也称贝赫切特综合征，是一种全身性免疫系统疾病，属于血管炎的一种。其可侵害人体多个器官，包括口腔、皮肤、关节肌肉、眼睛、血管、心脏、肺和神经系统等，主要表现为反复口腔和会阴部溃疡、皮疹、下肢结节红斑、眼部虹膜炎、食管溃疡、小肠或结肠溃疡及关节肿痛等。贝赫切特综合征需要规律的药物治疗，包括各种调节免疫的药物。

白塞氏综合征患者的肠道微生物菌群多样性显著减少，梭状杆菌属减少最明显，其肠道微生物产生的丁酸盐较正常人显著减少。丁酸盐不仅可以为正常菌群的定植提供能量，阻止炎性因子的释放，参与免疫系统调控，促进肠黏膜释放黏蛋白，有助于增强肠道屏障，还可调节T淋巴细胞的分化。T淋巴细胞释放的IFN-γ及T细胞，以及中性粒细胞释放的白细胞介素-17（IL-17）均是白塞氏综合征发病的重要因素。因此，白塞氏综合征与肠道微生物菌群的失衡存在重要关系，其机制尚需进一步研究。

四、肠道微生态与过敏

肠道微生物菌群在诱导免疫耐受、抑制过敏性疾病的发生等方面起到重要作用。肠道菌群的平衡有助于恢复肠道的通透性，改善肠道的免疫屏障功能，上调免疫调节性细胞因子的表达、下调促炎细胞因子的产生，调节机体的免疫反应，改善局部以及全身的过敏性炎症反应。此外，胃肠道是机体接触食物变应原的主要部位，肠道的生理完整性或其免疫屏障发生破坏，不仅会引起局部的炎症反应，同时也使变应原更容易进入机体，导致全身的过敏性炎症反应。

第四节
肠道-皮肤-大脑轴

一、肠道-皮肤-大脑轴

（一）概念

1930年，美国宾夕法尼亚大学的皮肤学家 John H. Stokes 和 Donald M. Pillsbury，通过一系列实验和临床上出现的奇特现象总结归纳出了皮肤受情绪和精神状态影响的理论，认为肠道、大脑和皮肤之间存在密切联系，提出了肠道-大脑-皮肤统一理论（gut-brain-skin unifying theory）。他们推测，抑郁、担忧和焦虑等情绪状态能改变胃肠道功能和微生物组成，最终导致区域性或系统性的炎症，其中包括皮肤炎症。发现约有40%的痤疮病人存在胃酸分泌过少的症状，可能是胃酸的减少引起结肠细菌进入小肠并破坏正常的肠道微生物平衡。压力引起的微生物变化可能引起肠道通透性增加，进而引起区域或系统性的皮肤炎症。此外，他们建议痤疮患者食用富含 Ω-3 脂肪酸的酸奶和鱼肝油进行治疗。遗憾的是，由于当时的医学主导思想以及商业因素的影响，该观点并没有被重视，且逐渐被遗忘，直至2011年才从档案中被找出，并再次被注意。

（二）作用机制

人们对肠道微生物菌群以及皮肤微生物菌群的特征化有着浓厚的兴趣，并取得了前所未有的科学进展。除了研究某单一器官微生态的变化与疾病的关系，人们一直在探索跨器官功能相互影响以及与微生态的关系。肠道及其微生态与大脑之间存在着持续的相互作用。例如，食物的色香味刺激大脑引发下丘脑-垂体-肾上腺轴兴奋，肠道分泌活性物质激发肠道菌群，等待或发酵食物。当饥饿或有饱腹感时，肠道菌群释放活性物质，刺激肠神经系统，将信息上传至中枢。其中，肠道肽参与了中枢过程的调节，在外周神经水平提醒饱腹和限制进食行为。肠道肽调节许多其它的过程，包括葡萄糖调节、胰岛素分泌调节和胰岛素敏感性调节。肠道-大脑轴现在被认为有助于调节多种代谢、免疫、内分泌甚至神经系统过程，其特点为缓慢出现。

除了肠道-大脑轴外，还有肠道-皮肤轴和皮肤-大脑轴，皮肤中存在自身的HPA。例如，在小鼠的研究中发现应激诱导了皮肤的主要神经源性炎症，甚至改变了表皮屏障功能。声音应激在小鼠皮肤中引起大量 P 物质、神经生长因子和肥大细胞依赖性神经源性炎症的产生，甚至影响背根神经节感觉神经元产生神经肽。在皮肤中，感觉到的压力通过神经源性炎症诱导毛囊（HF）进入退化期（catagen），减少 HF 角质形成细胞增殖，刺激 HF 角质形成细胞凋亡（例如通过激活肥大细胞、巨噬细胞和树突状细胞），从而抑制头发生长，这部分诠释了心理压力与脱发的关系。

有趣的是，在皮肤和肠道中，神经纤维和肥大细胞之间功能联系的形成似乎非常相似。为此，科学家认为肠道-大脑轴与肠道-皮肤轴是密切相关的。大量的共享信号，皮肤和肠道分别与大脑的复杂沟通关系，以及一些胃肠道疾病、皮肤疾病中神经源性炎症，均支持"肠道-皮肤-大脑轴"的存在。

（三）维护内稳态

内稳态（homeostasis）是体内环境在神经系统、体液以及免疫系统的调控下，得以保持相对恒定的一种状态。如哺乳动物体内的温度、血液的 pH 值等都由此可以维持在某个正常值附近。

人们生活在不断变化的环境中，机体为应对环境因素变化时时刻刻都在发生生理调节，以确保机体各类生命活动的能力。生理过程的产生和运行又与各类理化反应相关联，涉及神经系统、体液和免疫系统。从中枢大脑神经系统到外周器官肠道和皮肤，以及从外周器官肠道和皮肤到中枢大脑神经系统，有着完善的信息交流网络，对维持机体内稳态起到了积极作用，见图 4-3。

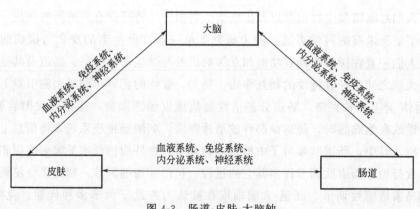

图 4-3　肠道-皮肤-大脑轴

二、影响肠道-皮肤-大脑轴的因素

影响肠道-皮肤-大脑轴的因素众多，理论上能够影响肠道、大脑和皮肤的任何因素都可影响肠道-皮肤-大脑轴，如食物、年龄、精神压力、药物和环境等。

（一）食物与益生菌

1. 食物

食物是维持人类生命的必需物资，保障机体生长、发育和健康。

食物中的维生素、类胡萝卜素等以及不饱和脂肪酸有助于皮肤抗紫外线和防止衰老。食物中的总脂肪、不饱和脂肪和单不饱和脂肪与皮肤的水分状况存在密切关系。食物和营养影响人的神经系统发育和正常功能，以及人的免疫系统。

食物除对机体和皮肤健康影响外，对肠道微生物的定植和维持也具有决定作用，且可为肠道微生物提供营养物质。食物和营养能影响肠道微生物组成，不同的饮食习惯下肠道微生物组成不同。动物源食物和植物源食物，能够在24h之内影响肠道微生物，可引起肠道的不同微生物改变。此外，引起这些改变的除受食物本身影响外，还受食物上负载的共生微生物的影响。

2. 益生菌

自从人们确定肠道微生物与皮肤疾病之间的生物学菌群关联以来，越来越多的研究开始转向能够调节肠道微生物的益生菌（probiotics）或益生元（prebiotics）。益生菌具有改善肠道屏障功能，恢复肠道微生态健康，刺激宿主免疫系统和对抗炎症等作用，在预防和治疗皮肤疾病方面有巨大的潜力，不仅可用于湿疹、过敏性皮炎、痤疮、过敏性炎症或皮肤过敏，还能用于紫外线引起的皮肤损伤以及保护伤口，因而也被用作化妆品成分。

心理异常的病人体内缺乏嗜酸乳杆菌（*Lactobacillus acidophilus*），一些病例研究也发现口服嗜酸乳杆菌之后，痤疮和精神异常症状能够得以恢复。益生菌在改善皮肤状态，缓解或治疗皮肤疾病方面具有潜在价值。长双歧杆菌（*Bifidobacterium longum*）能缓解皮肤炎症。副干酪乳杆菌（*Lactobacillus paracasei*）能消除 P 物质引起的皮肤血管扩张、水肿、肥大细胞脱粒和肿瘤坏死因子-α 的释放，亦可诱导皮肤屏障功能的快速恢复。富含乳铁蛋白（lactoferrin）的乳酸菌发酵乳饮料，能显著降低痤疮患者的皮肤症状，与安慰剂组相比，服用这种发酵乳饮料12周后，脂肪溢出量下降了31.1％，病灶数量和痤疮等级也明显下降，该菌是通过具有抗炎作用的白细胞介素-10 (Inter-leukin-10) 和一种神经肽类激素来发挥上述作用的。可采用添加嗜酸的微生物，如嗜酸乳杆菌来终止由压力引起的皮肤炎症。嗜酸菌酸奶 (acidophilus milk) 和鱼肝油可用来辅助治疗皮肤炎症，并且发现口服乳酸杆菌片和乳酸菌发酵饮料有明显促进心理健康的作用。而饮食和营养对心理疾患具有一定的改善作用已经被多方证实。

此外，益生菌对皮肤的益处也可能是通过促进肠道免疫系统的成熟，维护正常的免疫系统功能，保持 Th1：Th2 的免疫平衡，增强调节性 T 细胞功能及降低血清中 IgE 的水平等调节人体免疫水平来实现的。

由此看来，食物、营养和益生菌对机体健康具有重要的意义，同时也证明了机体肠道-皮肤-大脑轴的存在。

（二）药物

1. 抗生素

抗生素 (antibiotic) 是微生物生命过程中产生的具有生理活性的次级代谢产物及其衍生物，在低浓度下可有选择性地抑制或干扰其它生物的正常生命活动，而对其自身无害。

在日常生活中，人体任何部位均可出现各种感染：皮肤外伤后可出现皮肤"发炎"；"受凉"后肺部可出现感染（即肺炎）；泌尿系统细菌侵入可出现尿路感染；手术后伤口可"发炎"等。这些炎症和感染均是由各种微生物引起的，其中细菌是引起感染最常见的原因。轻微感染导致人体不适，重度感染可导致死亡。当今世界，细菌感染已是公众熟悉的医学名词。

细菌感染是严重威胁人类健康的疾病，肺结核曾被认为是一种致命性疾病，出现抗生素之前人类未能找到一种能有效治疗细菌感染的药物。随着青霉素的发现，人类对细菌感染的认识发生了巨大改变。在青霉素之后，其它抗生素不断被发现，抗生素的发现拯救了无数生命，它是医学对人类的最大贡献之一。

机体的任何部位出现感染，都可在医生的指导下使用抗生素进行治疗。使用抗生素的方式有三种，即口服、外用或静脉注射。就口服抗生素而言，抗生素可以经过肠道吸收经血流或其它体液运输到达皮肤，进行杀菌或抑菌。有些抗生素具有较强的靶向性，主要针对感染部位致病菌进行杀灭或抑制。但是抗生素多具有广谱抗菌作用，不但杀灭致病菌，还会对人体携带的菌群产生影响及损伤，人们对抗生素如何影响肠道菌群也有了越来越深入的了解。抗生素对肠道微生物有超乎人们预料的重大影响，长期或过量使用抗生素会增加细菌耐药性，改变肠道微生物构成，甚至破坏肠黏膜，诱发肠炎。给变应性疾病动物模型服用抗生素后，其肠道微生物组明显改变，血清中的 IgE 水平显著升高，Th1∶Th2 免疫失衡。流行病学调查也发现，婴儿期使用抗生素会增加青少年期患哮喘、过敏性皮炎、过敏性鼻炎等疾病的风险。此外，口服万古霉素会使小鼠皮肤伤口处的微生物组成发生明显变化，特别是葡萄球菌减少。抗生素不仅可以杀死肠道微生物，也能影响大脑细胞可塑性和认知能力。

2. 非抗生素药物

除抗生素之外，有很多非抗生素药物也会对肠道菌群产生影响，用 40 种代表性肠道细菌菌株对市售的 1000 种药物进行筛选，其中有 27% 的非抗菌药物也展现出抗菌活性。在临床分析中，从 41 种药物中鉴定出 19 种药物和粪便宏基因组特征存在关联，除抗生素外，质子泵抑制剂、二甲双胍与菌群组成和微生物通路关联性最强；此外，非甾体抗炎药、非典型抗精神病药也和微生物变化有关。因此，了解药物对肠道菌群的作用机制是很有必要的。

（三）卫生习惯

卫生假说（hygiene hypothesis）是一种医学假说，指童年时因缺少接触传染源、共生微生物（如胃肠道菌群、益生菌）与寄生虫，从而抑制了免疫系统的正常发展，进而增加了罹患过敏性疾病的可能性。这一假说由大卫·斯特拉坎（David Strachan）在 1989 年提出，该假说认为可以通过"不卫生接触"，让幼年兄弟姐妹之间相互感染来预防过敏。卫生假说几经修改，认为人缺少了微生物和寄生虫的刺激，会导致免疫系统异常，引起过敏和哮喘等免疫系统疾病，这一假说同样适用于皮肤疾病和胃肠道疾病。

"不卫生接触"能够给机体带来微生物菌群的生物多样性，对机体健康有着重要的促进作用。过度皮肤清洁和不良的饮食习惯，可能导致微生物菌群多样性的损害，对健康产生严重影响。

（四）心理压力

1. 心理压力与下丘脑-垂体-肾上腺轴活动

精神应激刺激下，中枢神经系统能够通过下丘脑-垂体-肾上腺轴分泌的神经激素调控内分泌系统，具体途径如下。①接收到应激信号的下丘脑，释放促皮质激素释放激素（corticotropin releasing hormone，CRH），CRH 与垂体的 CRH 受体结合（主要为 CRHR1）引发信号转导，促进垂体前叶的阿黑皮素原（POMC）的合成和分泌，前激素转换酶（PC1 或 PC2）作用下 POMC 被加工为不同的 POMC 衍生的神经肽激素，如促肾上腺皮质激素（adrenocorti-cotropic hormone，ACTH）、α-黑素细胞刺激激素（α-melanocyte stimulating hormone，α-MSH）、β-内啡肽（β-endorphin）。②ACTH 释放入血，激活肾上腺上的黑素皮质素受体 2（MC2R），刺激肾上腺合成分泌皮质醇。皮质醇与多种细胞内的糖皮质激素受体（GR）结合发挥应激效应，同时皮质醇刺激下丘脑及垂体的 GR 以抑制 CRH 和 POMC 肽的过度分泌，形成负反馈终止应激反应，形成一闭合调节环路，保持体液中各种激素水平相对平衡。在神经应激下中枢来源的 CRH 不但通过经典的下丘脑-垂体-肾上腺轴系统引发肾上腺分泌皮质醇发挥应激反应，也可以通过神经传导到达无髓鞘的 C 纤维（支配皮肤传入神经）引发激素的合成释放。

2. 心理压力与肠道-皮肤-大脑轴的双向调节

心理压力，通过中枢神经系统的下丘脑-垂体-肾上腺轴，通过神经系统、体液和免疫系统传递给周围胃肠道和皮肤，作用于胃肠道和皮肤，调控胃肠道和皮肤做出应激反应。已有研究表明，CRH 能够激活胃肠道和皮肤 T 细胞，导致胃肠道和皮肤产生炎症，进而影响胃肠道和皮肤微生物菌群。

胃肠道中不仅有完善的神经内分泌系统，通过神经纤维或体液传播与大脑中枢沟通，还居住着大量微生物，它们在胃肠道环境发生变化时（如吃得太多、过度油腻）可以分泌活性物质，通过神经系统或体液系统上传给大脑中枢系统。

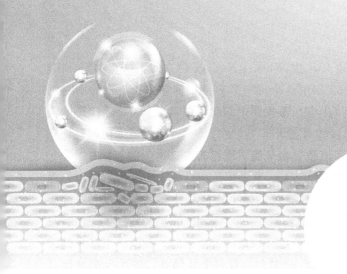

第五章

益生菌和益生元与
人体生态系统

在人类进化过程中，肠道微生物帮助人类消化食物，在保障生命健康方面起到至关重要的作用。不同的食物对机体健康贡献具有较大的差异，其中发酵食品具有促进健康特性，被人们所公认，是最古老的功能食品之一。科学研究发现，发酵食品的健康有益性，归功于益生菌以及后续发现的益生元。

第一节
益生菌

一、益生菌与健康

（一）益生菌定义

益生菌是指可改善宿主（如动物或人类）肠内微生态的平衡，并对宿主有正面效益的活性微生物。

益生菌一词是 20 世纪 50 年代由 Werner Kollath 创立的，Daniel M. Lilly 和 Rosalie H. Stillwell 在 1965 年用这个词来形容活细菌和孢子，作为动物饲料的补充，可以有助于限制抗生素在畜牧业中的使用。第一个被普遍接受的益生菌定义，由 Roy Fuller 在 1989 年提出，"益生菌是一种活的微生物饲料补充剂，它通过改善宿主动物的肠道微生物平衡，而对宿主动物产生有益的影响"。根据此定义，Schrezenmeir 和 de Vrese、欧洲国际生命科学研究所（ILSI）提出了更广泛的定义，"益生菌是一种有效的微生物食品补充剂，对宿主的健康有好处"。根据这一理论，联合国粮农组织/世卫组织（FAO/WHO）于 2001 提出"益生菌是活的微生物，当给予足够数量的益生菌时，会给宿主带来健康益处"。尽管存在一些差异，但所有的定义都有一个共同点，即益生菌必须是活的，且健康效应必须有科学证明。

2013 年 10 月，国际益生菌和益生元科学协会（International Scientific Association for Probiotics and Prebiotics，ISAPP）召集了一个专家小组，联合国粮食及农业组织为监管机构，讨论益生菌及应用领域。

益生菌具备较为丰富的理论和实践基础，例如通过诱导益生菌分泌可溶性因子或 SCFAs 产生，来防止病原菌的过度生长，提高肠道对病原体入侵的抵抗力，改善上皮屏障功能或改善疾病进程，益生菌的这些作用均有基本的科学证据。但是，益生菌对人体健康发挥作用的确切机制没有完全阐明，需要进一步研究。

（二）益生菌种类

益生菌主要是人类和动物肠道内正常生理性菌和非肠道菌。目前常用的益生菌有乳杆菌、双歧杆菌、链球菌等。乳杆菌有：保加利亚乳杆菌（*L. bulgaricus*）、嗜酸乳杆菌（*L. acidophilus*）、干酪乳杆菌（*L. casei*）、发酵乳杆菌（*L. Fermentum*）、植物乳杆菌（*L. plantarum*）、乳酸乳杆菌（*L. lactis*）、胚芽乳杆菌、短乳杆菌、纤维二糖乳杆菌、鼠李糖乳杆菌、罗伊氏乳杆菌等。双歧杆菌有：青春双歧杆菌（*B. adolescentis*）、短双歧杆菌、两歧双歧杆菌、婴儿双歧杆菌（*B. infantis*）、长双歧杆菌等。链球菌有：粪链球菌、乳链球菌、嗜热链球菌、乙酸乳酸双链球菌等。此外，明串珠球菌属（*Leuconostoc*）、丙酸杆菌属和芽孢杆菌属的菌种也可用作益生菌。

乳酸杆菌和双歧杆菌是产乳酸的革兰氏阳性菌，是构成动物和人类正常肠道菌群的主要组成部分。乳酸杆菌是一种不产芽孢的杆状细菌，有复杂的营养需求，严格发酵，耐空气或厌氧，酸性或嗜酸性。乳酸杆菌存在于各种富含糖类基质的环境中，例如人类和动物的黏膜，植物来源的材料，污水，发酵制品或变质食品。双歧杆菌是一种不活动、不穿孔的杆状物，大多数菌株严格厌氧，是人类正常肠道菌群的主要组成部分之一。它们出现于婴儿出生后几天的大便中，此后数量增加，成人结肠中双歧杆菌的数量为 $10^{10} \sim 10^{11}$ CFU/g，但这个数量随着年龄的增长而减少。

传统的发酵产品已经在工艺、风味特性等方面得到优化，而为确保其健康，益生菌菌株已经从广泛的乳酸菌和其它微生物中筛选出来。

（三）益生菌标准

根据 Schrezenmeir 和 de Vrese、欧洲国际生命科学研究所（ILSI）提出的定义，制定了益生菌选择标准：①明确的菌株特性；②安全性，对人体安全，即无致病性和毒性影响，适合肠道生态系统；③不仅对胃酸和胆汁酸有耐受性，还要对消化酶有足够的抵抗力，使其在通过胃和上肠道的过程中得以存活；④能够对肠道菌群产生积极影响；⑤能在消化道表面定植，不能被证明永久定植的益生菌，需要定期摄入；⑥易于加工和储存；⑦具有良好的感官特性。

（四）益生菌与机体健康

益生菌给机体健康带来的好处，主要包括：①预防和缩短轮状病毒引起的腹泻或抗生素相关腹泻的持续时间和症状，以及减轻乳糖不耐受引起的过敏；②降低肠道中促癌因子和细菌有害代谢物的浓度；③预防和减轻健康人胃肠道不明确和不规则的不适；④对胃肠道感染性疾病（如与幽门螺杆菌感染或细菌过度生长有关的微生物异常等带来的疾病）产生积极影响；⑤促使便秘或结肠易激惹患者的排便正常化；⑥预防或减轻婴儿过敏和过敏性相关疾病；⑦预防呼吸道感染（包括普通感冒、流感）和其它传染病；⑧治疗泌尿生殖道感染。

二、益生菌作用机制

通常情况下，益生菌可以通过可溶性因子的分泌或短链脂肪酸（SCFA）的产生来防止病原菌的过度生长，提高肠道对病原体入侵的抵抗力，改善上皮屏障功能，或改善疾病进程。尽管每一个益生菌功能都是基于令人信服的基本证据，但是由于这些方面主要是在临床前研究或小样本试验中获得的资料，分子机制仍不清楚。

总地来说，已经证明许多益生菌菌株可以（暂时）调节肠道菌群，抑制

（潜在）病原体在肠道的定植，以及抑制病原菌通过肠壁的移位和其它器官的感染。这些作用的机制包括：肠道 pH 值降低，杀菌物质（如有机酸、过氧化氢和细菌素）的产生，致病微生物的凝集，肠黏膜屏障功能的增强，竞争肠黏膜保护作用的细胞表面底物或受体配体的释放（精氨酸、谷氨酰胺、短链脂肪酸、共轭亚油酸），对潜在致病性、毒性或致癌代谢物和酶的吸收和代谢，免疫机制的调节，肠动力和黏液生成的刺激等。

（一）改善肠道功能

益生菌可黏附或定植在肠黏膜上皮细胞，通过自身及产生代谢物和抑制物排斥致病菌，在微环境下保持优势，并与肠道中其它细菌相互作用，调整微生物菌群之间的关系，以保证肠道菌群最佳优势组合，并维持肠道菌群平衡。益生菌能产生胞外糖苷酶，降解肠黏膜上皮细胞的复杂多糖，阻止潜在致病菌及其毒素在肠黏膜上皮细胞的黏附和侵入。益生菌在体内发酵糖类，产生大量乙酸和乳酸，使环境 pH 值下降，营造肠道内的酸性环境，抑制致病菌的生长，调节和促进肠蠕动，防止致病菌的定植，维持肠道正常的生理功能。

（二）营养作用

益生菌在体内生长、繁殖活动中，能直接或间接产生多种营养物质，如维生素、短链脂肪酸、氨基酸、促生长因子等。如泛酸、叶酸、核黄素等参与机体代谢，对人体健康有重要作用。此外，益生菌在人体内还可产生多种消化酶，如蛋白酶、淀粉酶等，它们促进了物质消化和吸收。如乳酸菌可以产生酸、多种酶类，可促进维生素 D 的吸收和利用，使钙、磷、铁的利用率提高。

（三）生物学屏障

1. 益生菌产生抗菌物质

有些益生菌分泌抗毒素，而有些益生菌是通过产生有机酸、细菌素、糖蛋白、酶类和 H_2O_2 等抗菌物质来抑制有害微生物的生长。乳酸杆菌和双歧杆菌是最常见的益生菌，它们产生乳酸、乙酸和丙酸，可以降低肠道 pH 值，抑制各种致病菌的生长，保持肠道菌群的平衡。鼠李糖乳杆菌 GG（LGG）能分泌一种低分子量化合物，能抑制广泛的革兰氏阳性菌、革兰氏阴性菌。此外，对于特定的益生菌菌株，能够产生各种物质，如有机酸、细菌素和生物表面活性剂，这些物质对致病微生物有抑制或杀灭作用。

益生菌产生的细菌素除可以直接抑制或杀死病原菌外，还可作为定植蛋白，产生定植抗力，与病原菌进行占位竞争并抑制病原菌定植；或作为信号蛋白，向肠道菌群和免疫系统传递信息。

2. 益生菌定植拮抗作用

益生菌的定植拮抗作用突出表现在两个方面。一是与致病菌竞争消化道上皮的附着位点，胃肠道的原籍菌群能抑制其它外来微生物在肠道内的定植或增殖，被称为"竞争排斥作用"或"定植抗力"。这种竞争排斥作用的产生是因为体内微生物与致病菌竞争肠道上皮的位点而产生的，如果这些吸附位点被较多的有益微生物所占据，病原微生物就会被限制黏附肠黏膜、定植。以乳杆菌为代表的专性厌氧菌是构成竞争排斥作用的主要力量，被称为定植抗力。二是与有害菌竞争营养物质，通过体外连续培养的方法可以发现肠道固有菌群与外来菌之间对营养物质的竞争现象，但在肠道内是否有这种竞争营养的作用并没有直接的实验证据。

益生菌具有较强的耗氧能力，可以使动物肠道内形成相对的缺氧环境，进而对好氧病原菌的生长造成影响，使得厌氧菌比例上升，并进一步抑制需氧菌和兼性厌氧菌。

益生菌还能够阻止病原菌的黏附和定植。肠道内细菌的不同生物学特性与生活习性决定其不同的生理作用，如厌氧菌和需氧菌、腔菌群和膜菌群、糖分解细菌和蛋白分解细菌以及细菌之间的生存、竞争、拮抗等。有些益生菌为竞争结合位点而与肠道上皮细胞发生反应，进而抑制肠道病原菌的黏附和定植。例如，瑞士乳杆菌可以与宿主细胞发生非特异性结合。植物乳杆菌能使致病性大肠杆菌分泌的自体诱导物显著减少，进而降低该致病菌对宿主细胞的黏附能力。另外，益生菌的表层蛋白可增强其与上皮细胞的黏附能力，使得益生菌占位定植，从而阻止病原菌与肠道黏膜受体的结合。

（四）免疫调节

大多数益生菌对健康的影响主要通过免疫系统介导发挥作用。

1. 免疫机制

免疫（immunity）是人体的一种生理功能，人体依靠这种功能识别"自己"和"非己"成分，从而破坏和排斥进入人体的抗原物质（如致病菌）或人体本身所产生的损伤细胞和肿瘤细胞等，以维持人体的健康。免疫涉及特异性成分和非特异性成分。非特异性成分不需要事先暴露，可以立刻响应，可以有效地防止各种病原体的入侵。特异性免疫是在主体的寿命期内发展起来的，是专门针对某个病原体的免疫。

在预防微生物感染性疾病时，免疫系统需要在"免疫刺激"过程中保持"警觉"状态。免疫系统本身具有多种功能和高度复杂的机制，形成一系列的免疫反应。这些免疫反应，既可以是体液的，也可以是细胞的，或两者兼而有之。

在体液反应中，辅助性（CD4）T淋巴细胞识别细胞表面Ⅱ类主要组织相容性复合物（MHCⅡ）蛋白复合的病原体抗原，并产生细胞因子，激活B细胞，表达与抗原特异性匹配的抗体。B细胞经过增殖和分化形成浆细胞，然后产生特异性免疫球蛋白（抗体），分泌的抗体通过与入侵微生物表面的抗原结合，中和毒素或病毒，并帮助吞噬细胞吸收毒素或病毒，从而促进宿主的防御功能，如图5-1所示。

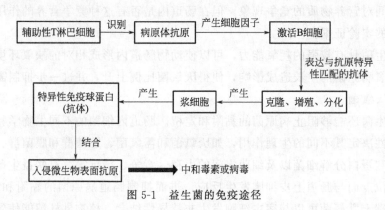

图 5-1　益生菌的免疫途径

在细胞介导的反应中，抗原MHCⅡ类复合物由辅助（CD4）T淋巴细胞识别，而抗原MHCⅠ类复合物由细胞毒性（CD8）T淋巴细胞识别。活跃的CD4和CD8细胞的数量对维持细胞免疫应答至关重要。当CD4与CD8的比例失衡时，细胞机制严重受损，导致对许多机会性感染、自身免疫性疾病和某些肿瘤的发生极为敏感。每一类T细胞受到刺激被激活后产生细胞因子，并通过克隆性增殖而扩张。细胞因子是宿主特异性和非特异性防御反应的可溶性介质，在消除外来抗原的效应机制中起着至关重要的作用。

根据特异性细胞因子分泌和效应器功能，CD4 T细胞群可分为三个亚群，即Th1、Th2和Th17。Th1细胞分泌促炎性细胞因子白细胞介素-2（IL-2）、干扰素IFN-γ和肿瘤坏死因子TNF-β。Th2细胞产生抗炎细胞因子IL-4和IL-5，为B细胞活化、IgE和IgG转化为亚型而提供有力帮助，并介导过敏性免疫反应。Th17细胞是由Th0细胞在IL-6和TGF-β（转化生长因子-β）的刺激下分化而成的，在免疫调节、宿主防御和自身免疫性疾病中发挥关键作用。

免疫系统分为先天免疫（innate immunity）和获得性免疫（acquired immunity），它们共同保护人体免受内外伤害。先天免疫系统是遗传的，由个体在长期进化中所形成，与生俱来，并非由特定抗原诱导的抵抗病原体侵袭、清除体内异物的防御能力，由固有免疫分子和固有免疫细胞所执行，是机体抵御病原体感染的第一道防线。获得性免疫是后天获得的，指个体出生后通过与抗原物质接触而由淋巴细胞所产生的免疫力，具有特异性和记忆性。

2. 益生菌与免疫

肠道相关淋巴组织（gut associated lymphoid tissue，GALT）是人体内最大的免疫活性器官，遍布整个肠道。肠道相关的淋巴组织的成熟和最佳状态，不仅与机体组织机构免疫相关，还取决于局部微生物菌群的发育和组成。

肠道中的益生菌与肠道相关免疫组织直接接触，通过其代谢产物，对人体免疫发挥着重要的调节作用。在小鼠和其它实验动物中，益生菌对免疫反应的调节已得到充分证实，例如通过抑制菌群移位、增加免疫系统器官的增殖、刺激吞噬细胞/巨噬细胞和自然杀伤细胞增殖、增加细胞因子（IFN-α、IFN-γ）的释放、平衡 Th1：Th2 偏向更少的过敏性、增加特异性抗体的产生等，增加机体的抵抗力和延长生存期。

乳酸杆菌与近交系小鼠 BALB/c（体重 20～30g）肠道免疫细胞相互作用后，诱导早期固有免疫应答，表现为多形核（PMN）细胞募集、吞噬和 TNF-α 产生。嗜酸乳杆菌 NCFB1748 在同一模型中诱导，产生类似反应。BALB/c 小鼠经口摄入酪蛋白链球菌（*Streptococcus casein*），可激活固有免疫反应的免疫细胞，并增加 CD206 和 TLR2 细胞数量。先天免疫系统通过 TLRs 识别病原体中的化学结构成分，如脂多糖（lipopolysaccharide，LPS）和脂磷壁酸，引发一连串免疫反应，如产生促炎和抗炎细胞因子。TLRs 主要由巨噬细胞、树突状细胞、B 细胞和上皮细胞表达，TLRs 的激活诱发树突状细胞反应的启动，从而导致细胞因子的产生和细胞表面分子的上调或下调，这些信号严重影响先天免疫和适应性免疫的进一步诱导。

3. Th1：Th2 平衡调节与胃肠道通透性

益生菌调节胃肠道通透性，增强上皮屏障功能。胃肠道通透性增加，允许管腔抗原（包括肠道微生物菌群）转移到系统循环中，这种移位引起黏膜内的免疫反应，随后可能导致急性或慢性炎症。肠道生态环境的改变会造成菌群紊乱（如 G⁻菌过度繁殖）而导致内毒素移位，进而激活免疫细胞释放炎症介质，肠道屏障功能受损，从而导致细菌移位，进一步导致细菌感染及全身炎症反应。另外，肠道生态环境的紊乱会影响上皮细胞、免疫细胞或神经系统，如感染引起的上皮通透性增加或特定免疫细胞及其介质的功能丧失。

黏膜免疫系统的一个关键功能是控制对管腔抗原的过敏反应，以限制炎症。过敏事件引起的反应常见症状红肿，是由细胞浸润和进入组织的血流量增加而引起的，这种变化将导致胃肠道黏膜的通透性增加。这种过敏反应的调节机制，通过调节 Th1:Th2 细胞因子的平衡来实现。Th2 细胞因子包括 IL-2、TGF-β、IL-6 和 IL-10，这些细胞因子由益生菌以特定的方式刺激产生，并具有剂量依赖性效应。

益生菌，如鼠李糖乳杆菌 GG、双歧杆菌 MP20/5 和长双歧杆菌 SP07/3，对某些过敏原的 Th1:Th2 反应具有剂量依赖性的调节作用。革兰氏阳性益生菌，可抑制葡萄球菌肠毒素 A（SEA）刺激的 Th2 细胞因子（IL-4 和 IL-5）的分泌，并增强 IFN-γ 的刺激作用。

（五）抗氧化作用

活性氧（reactive oxygen species，ROS）是一类含有氧原子的反应活性分子，如过氧化氢、羟自由基、超氧阴离子、单线态氧和各种过氧化物等。这类分子在生物体中具有重要的生理功能，广泛参与细胞信号转导、氧化损伤和多种生理、病理过程。

在正常生理状态下，肠道上皮产生活性氧是一种非常保守的生理现象，活性氧的产生和消除始终处于一种平衡状态。当肠道微生物菌群异常时，有害细菌会过度增殖，不仅直接刺激上皮细胞产生过多的 ROS，有害菌内毒素还会进入血液，在血液中引起严重的氧化应激，打破肠道菌群的生态平衡，引发疾病。

在过去的几十年里，研究表明不同的益生菌菌株以不同的方式发挥抗氧化能力，主要表现形式见图 5-2。

1. 益生菌螯合金属离子，阻止活性氧的产生

科学研究发现，益生菌具有捕获金属离子的能力，能够阻止金属离子的催化氧化作用。嗜热链球菌 821 对 Fe^{2+} 和 Cu^{2+} 有较强的螯合能力；干酪乳杆菌 kctc3260 通过螯合 Fe^{2+} 或 Cu^{2+}，提高抗氧化能力；瑞士乳杆菌（Lactobacillus helveticus）的胞内提取物也显示出较高的 Fe^{2+} 螯合作用。

虽然在益生菌中金属离子螯合作用的影响因素尚不清楚，但研究表明过渡金属离子可以抑制酶催化的磷酸酯置换反应，并通过氢过氧化物的分解产生过氧基和烷氧基自由基。因此，这些益生菌菌株的螯合能力，可能是源于存在于益生菌胞内的生理螯合剂。

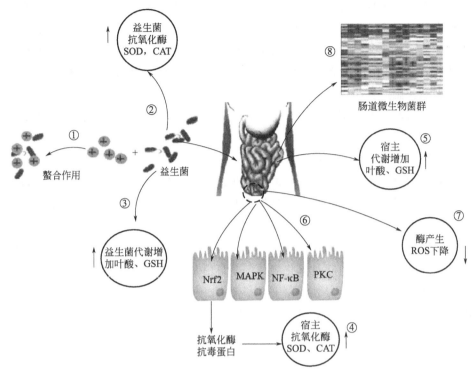

图 5-2 益生菌调节抗氧化作用

①益生菌螯合金属离子；②益生菌具有自身的抗氧化酶；③益生菌产生抗氧化代谢物；④益生菌
上调宿主抗氧化酶活性；⑤益生菌增加宿主抗氧化代谢产物的水平；⑥益生菌调节信号通路；
⑦益生菌可下调产 ROS 酶的活性；⑧益生菌调节肠道微生物菌群

2. 益生菌自身抗氧化酶系统

益生菌有自己的抗氧化酶系统，其中最有名的酶之一是超氧化物歧化酶（SOD）。超氧化物是线粒体产生的最丰富的活性氧之一，SOD 催化超氧化物分解为过氧化氢和水，因此也称 SOD 是 ROS 水平的中枢调节因子。细菌可以利用 Fe-SOD 和 Mn-SOD，哺乳动物则利用胞浆和胞外 Cu-SOD、Zn-SOD 和线粒体 Mn-SOD。因此，从进化角度来看，哺乳动物与细菌的 Mn-SOD 密切相关。研究发现，发酵乳杆菌 E-3 和 E-18 能够表达 Mn-SOD，以抵抗氧化应激。虽然 SOD 具有抗氧化活性，但由于其半衰期短，限制了其生物利用度，导致治疗应用效果有限。为了解决这个问题，科学家努力寻找适合 SOD 的载体，能够局部释放 SOD 的益生菌为肠道疾病的治疗开辟了一种新的途径。

最近，有人研究酪蛋白乳杆菌 BL23 的基因工程菌株对克隆病小鼠的影响，结果表明工程菌株使小鼠的初始体重恢复加快，肠道酶活性增强，肠道炎症程度较对照组小。过氧化氢酶（CAT）通过分解过氧化氢参与细胞抗氧化防御，从而防止芬顿（Fenton）反应产生羟基自由基。此外，产CAT的酪蛋白乳杆菌BL23菌株，能够预防ROS引起的肠道疾病或降低其严重性。

3. 益生菌产生抗氧化物质

益生菌产生具有抗氧化活性的各种代谢物，如叶酸、谷胱甘肽（GSH）和丁酸。

叶酸是一种维生素，参与许多代谢途径，可有效地影响DNA复制、修复和甲基化的效率。由于具有潜在的抗氧化作用，在多种来源的益生菌中，叶酸的产生能力得到广泛的研究。有证据表明，产生叶酸的双歧杆菌能增强大鼠和人的叶酸水平。

GSH是一种主要的细胞非酶抗氧化物质，主要通过与硒依赖型谷胱甘肽过氧化物酶的合作，消除过氧化氢、羟基自由基和过氧亚硝酸盐自由基等。两株具有抗氧化作用的发酵乳杆菌E-3和E-18中含有高水平的GSH。此外，发酵乳杆菌ME-3中存在一个完整的GSH系统。

丁酸是由大肠和小肠远端微生物通过发酵产生的一种SCFA，由抗性淀粉、膳食纤维和低消化多糖产生。丁酸梭菌（*Clostridium butyricum*）MIYAI-RI 588菌株是一种产丁酸的益生菌，可在非酒精性脂肪肝大鼠体内诱导抗氧化酶抑制肝脏氧化应激。

4. 益生菌介导的抗氧化信号通路

（1）Nrf2-Keap1-ARE

Nrf2-Keap1-ARE通路是一个被广泛研究的能够将外源刺激转化为真核转录反应的系统。Nrf2激活，上调一系列基因，包括参与外源性和活性氧解毒的基因，以抵抗氧化剂和亲电子环境应激源。在低水平的ROS下，Nrf2与细胞质抑制剂Keap1结合，Keap1通过一个基于Cullin3的E3连接酶复合物及随后的蛋白酶体降解，抑制Nrf2的活性。Keap1被认为是Nrf2的一个分子开关。当细胞受到自由基或亲核性细胞攻击时，Keap1氧化还原敏感半胱氨酸残基发生反应，通过改变Keap1的功能构象，从而激活Nrf2。此后，Nrf2移位到细胞核，并与抗氧化反应元件（ARE）序列结合，促进ARE驱动基因的转录，如编码抗氧化酶和解毒蛋白的基因。

近年来经过体内外研究发现，益生菌能够通过调节Nrf2-Keap1-ARE通路，来对抗氧化应激。采用高胆固醇饮食（hyperlipidemia model，HM）建立雄性昆明小鼠高脂血症模型，用植物乳杆菌CAI6、植物乳杆菌SC4和生理盐水灌胃，治疗高脂血症小鼠和正常小鼠。与预期的一样，与对照组相比，喂食 HM/CAI6 和 HM/SC4 饲料的小鼠肝脏 Nrf2 水平显著升高。同样，植物乳杆菌 FC225 的抗氧化和降血脂作用，也在高脂饮食的小鼠中进行了研究，结果显示植物乳杆菌 FC225 对超氧阴离子自由基的清除作用增强。流式细胞技术分析 Nrf2 在植物乳杆菌 FC255 处理小鼠肝细胞中的表达和转位，发现植物乳杆菌 FC225 可进一步防止高脂饮食引起的抗氧化酶抑制。如前所述，丁酸梭菌 MIYAIRI 588 是一种产生丁酸盐的益生菌，用胆碱缺乏性氨基酸（CDAA）限定饮食，建立大鼠非酒精性脂肪肝模型，经丁酸梭菌 MIYAIRI 588 治疗，通过激活 Nrf2 表达，提高了 CDAA 限定饮食诱导的大鼠肝脏的抗氧化酶活性。益生菌解淀粉芽孢杆菌 SC06，通过降低 ROS 水平和调节 Nrf2 表达，来改善 H_2O_2 诱导的氧化应激。

（2）核因子 κB

第一个对氧化应激有直接反应的真核转录因子是核因子 κB(NF-κB)。在炎症过程中，ROS 可介导氧化还原敏感转录因子 NF-κB 的激活，进而介导炎症细胞因子的表达。芽孢杆菌 LBP32 菌株的胞外多糖，通过抑制 NF-κB 和 ROS 的产生，防止 LPS 诱导的巨噬细胞炎症反应。此外，益生菌混合物能抑制 NF-κB，诱导结肠上皮细胞产生热激蛋白。

（3）有丝分裂原激活蛋白激酶

有丝分裂原激活蛋白激酶（MAPKs）包括四个亚家族，其中最具特点的是细胞外调节蛋白激酶（ERKs）、c-JunN 末端激酶（JNKs）和 p38MAPK，它们可以被多种刺激激活。一般来说，ERKs 主要参与细胞分裂、生长和分化等合成代谢过程，而 JNKs 和 p38MAPK 则主要与细胞对紫外线和渗透性休克等胁迫的反应有关。

乳酸杆菌 GG-CM(*Lactobacillus* GG-CM)，条件培养液中可溶性因子可诱导幼年小鼠结肠细胞产生热激蛋白 25（Hsp25）和热激蛋白 72（Hsp72）。单独用乳酸杆菌 GG-CM 预处理细胞，可以激活三种 MAPKs，在乳酸杆菌 GG-CM 处理前将小鼠结肠细胞暴露于 p38MAPK 和 JNKs 抑制剂中，可阻断 Hsp72 的表达，从而可证实 MAPKs 信号通路在乳酸杆菌 GG-CM 诱导上皮细胞热激蛋白中的作用。

此外，使用强氧化剂 H_2O_2 诱导 Caco-2 细胞（人克隆结肠腺癌细胞，结构和功能类似于分化的小肠上皮细胞）单层的紧密连接和屏障功能的破坏，鼠李糖乳杆菌 GG 可产生可溶性蛋白 p40 和 p75，它们能够通过 MAPKs 依赖机制改善 H_2O_2 诱导的上皮屏障破坏。

（4）蛋白激酶 C

蛋白激酶 C（PKC）是一个磷脂依赖的 Ser/Thr 激酶（丝氨酸/苏氨酸蛋白激酶）家族，参与调节细胞生长、死亡和应激反应的多种途径。有证据表明，PKC 是一组细胞信号分子，是氧化还原修饰的敏感靶点之一。

如上所述，除 MAPKs 外，由鼠李糖乳杆菌 GG 产生的可溶性蛋白对 H_2O_2 诱导的紧密连接蛋白重新分布的抑制作用可被 PKC 抑制剂 Ro-32-0432 消除。

三、益生菌安全性

益生菌已经广泛应用于工业生产、食品行业和科学研究，同时越来越多的益生菌功能也被人们所发掘。但是，有关益生菌制剂应用的标准和法规还不完善，并且在国际上也缺少相应的统一安全性评价方法和管理体系。

为了保证益生菌的安全性，下面几点需要重点考虑。

① 安全有效。益生菌食品必须对机体产生积极的健康作用，绝对安全，没有致病性和毒性作用。体外研究和动物实验分析只提供可能与健康相关的影响，有助于识别作用机制或寻找新的益生菌，其假设的健康影响必须通过对人体的临床研究加以证明。临床研究应遵循明确的研究目标和随机、双盲和安慰剂对照设计。相关的研究结果应该由独立的研究团队来确认，并根据《良好临床实践》（Good Clinical Practice，GCP）的规则进行记录，发表在相关的科学期刊上。

② 明确的菌株身份。即使是同一物种的不同菌株，也可能有不同的生理作用，为此对健康影响的证据必须含有明确的菌株证明。在明确菌株时，需要采用现代分子生物学检测方法明确界定菌株身份，仅基于表型特征的菌株鉴定通常是不够的。

③ 数量控制。摄入益生菌能在多大程度上产生预期的健康效果，不仅取决于摄入产品中益生菌种类，还取决于绝对数量。益生菌的有效性以及产品中益生菌的最低浓度，取决于益生菌实验室研究和目标人群的临床验证。在临床研究中，某些菌株在较低剂量下对健康的影响已得到证实。例如，摄入约 5×10^7 CFU/d 的双歧杆菌 Bb-12 会降低胃幽门螺杆菌的活性，并可消除幽门螺杆菌的副作用和严重程度。通常每天 $10^8 \sim 10^9$ 个益生菌，被认为是益生菌作用的最小量，然而这一数值并没有科学证明。

参与临床研究的志愿者的年龄、健康状况、性别、饮食结构、居住地环境等，都会影响益生菌有效性。

④ 益生菌产品质量控制。益生菌产品的基质对益生菌活性具有较大影响，不同益生菌产品均应进行严格的基质筛选，以适合益生菌的存活和保存。除益生菌产品基质外，对益生菌存活率和数量的影响因素还包括生产工艺、产品基质的物理化学状态，（如化学成分、水活度、氧浓度、氧化还原电位、pH 值）以及传统发酵剂与添加益生菌之间的协同或拮抗作用。

⑤ 防止益生菌移位。益生菌菌株的安全性必须被证明不存在危险因素，如菌群移位致病性。

在许多情况下，口腔和胃肠道的潜在疾病、病变或炎症，以及免疫系统受损，都有助于细菌的移位。关于食品益生菌移位的研究，目前已经发表了两个相关的案例。第一例，从一个肝脓肿中分离出一株乳酸杆菌菌株，而肝脓肿分离出的这株菌株与食物益生菌鼠李糖乳杆菌没有区别。第二例，一名男子在拔牙后不当使用益生菌产品，将益生菌胶囊（鼠李糖乳杆菌、乳酸菌和粪链球菌）通过咀嚼服下，使内容物进入伤口中，引起感染。

然而，与传统食品相比没有证据表明摄入益生菌产品的风险更高。在过去几十年里，鼠李糖乳杆菌 GG 的消费量显著增加，而乳杆菌感染的发病率却没有增加。此外，对免疫功能受损者的研究也显示出益生菌产品积极的影响，没有观察到因长期摄入益生菌产品而导致的健康风险。

四、益生菌与皮肤健康

益生菌促进机体健康、预防和/或治疗系统性或局部性疾病的优点是有效和安全。因此，益生菌维护皮肤健康和治疗问题皮肤，或许也是一种潜在的、相比于普通治疗更有效和安全的方法。益生菌用于维护皮肤健康基本上有两种形式：①将益生菌活菌或其裂解物及代谢产物直接应用在皮肤表面。②口服益生菌活菌或其裂解物及代谢产物，通过调节肠道菌群健康来改善皮肤健康。

（一）益生菌在皮肤表面应用

皮肤表面有正常的微生物菌群，参与对致病菌群的竞争性排斥，提供营养和调节免疫。益生菌既然对机体健康有益且无害，将益生菌应用到皮肤表面可能会增强皮肤生物学屏障功能。研究表明，某些益生菌能够调节皮肤微生物菌群，加强皮肤屏障功能和提高皮肤免疫功能，从而提高皮肤维护内稳态的能力。

可利用能发酵代谢产生乳酸的益生菌，将乳糖、葡萄糖和其它糖发酵，获得能量并产生乳酸，以维护皮肤 pH 值酸性状态的稳定，防治 pH 值升高相关的多种皮肤疾病，如急性湿疹、特应性皮炎和脂溢性皮炎。益生菌可以刺激皮肤，提高皮肤免疫功能。但是，益生菌的作用具有菌株特异性，可能取决于宿主的免疫状况。此外，在进行人体临床试验之前，应通过对益生菌特性和菌株间相互作用，进行全面的体外临床前研究，来制定益生菌组合。

（二）口服益生菌防治皮肤病

可通过口服益生菌促进皮肤健康，防治皮肤病。

1. 益生菌与特应性皮炎

流行病学研究表明，与缺乏肠道益生菌（如乳酸杆菌和双歧杆菌）的儿童相比，胃肠道菌群正常的儿童皮肤过敏反应和超敏反应的发生率较低。另外，肠黏膜屏障的损伤，似乎参与了特应性皮炎的发病机制。益生菌对特应性皮炎治疗的临床研究，发现其对肠道菌群定植，以及 Th1 与 Th2 免疫成熟具有显著的影响。特应性皮炎涉及 Th2 对过敏原反应后的炎症因子释放。益生菌潜在地调节肠细胞 Toll 样受体和蛋白多糖识别蛋白，从而激活树突状细胞和Th1 反应。由此刺激 Th1 产生细胞因子以抑制 Th2 反应。在患过敏性疾病（如过敏性皮炎）的儿童中使用益生菌可增加干扰素（IFN）的产生，减少免疫球蛋白 IgE 和抗原诱导的炎症因子 TNF、IL-5 和 IL-10 分泌。在特应性皮炎的预防中，使用益生菌是基于逆转肠通透性增加的功效，通常肠通透性增加是特应性湿疹和食物过敏儿童的特征。鼠李糖乳杆菌 GG 和双歧杆菌 Bb-12 是广泛用于配方奶粉的有效辅料，用于治疗轻度特应性皮炎的婴儿；而鼠李糖乳杆菌 19070-2 和罗伊氏乳杆菌（*Lactobacillus reuteri*）DSM 122460 的联合治疗，对中度至重度特应性皮炎的患者有效。益生菌可能通过改善特应性皮炎和食物过敏患者的内源性屏障机制而发挥作用，减少肠道炎症。因此，益生菌是治疗食物过敏的有用方法。

孕妇服用益生菌，婴儿在出生后的头 2 年内患特应性湿疹的风险显著降低，婴儿脐血 IgE 浓度升高。

尽管益生菌在预防儿童特应性皮炎和其它过敏性疾病方面仍有潜在的作用，但仍有许多问题尚未解决，包括益生菌的种类/菌株选择、剂量和给药时间以及最有可能受益的人群。益生菌如何预防湿疹，需要进一步的调查和更多的研究来确定。

2. 益生菌对痤疮的治疗作用

在痤疮发病机制研究中，认为胰岛素样生长因子 I(IGF-I) 驱动痤疮发生和发展。IGF-I 在牛奶中存在，可以通过结肠吸收。为此，痤疮的发生与牛奶中的生长激素有关联，认为喝牛奶促进痤疮的发生和发展。值得注意的是，当益生菌添加到牛奶中时，益生菌会在整个发酵过程中消耗 IGF-I，发酵牛奶中的 IGF-I 水平比脱脂牛奶低 4 倍。食用乳酸菌发酵乳饮料，在 12 周内改善了痤疮的临床症状，皮脂生成显著减少，总病变数显著减少。

局部应用粪肠球菌益生菌洗剂，8 周可减少 50％以上的炎症病变。唾液链球菌是健康人口腔微生物菌群中的一个重要成员，已被证明能分泌抑制痤疮丙酸杆菌的细菌素样抑制物质，唾液链球菌还可抑制许多炎症途径，从而起到免疫调节剂的作用。丙酸杆菌已被证明具有治疗痤疮的辅助效果。益生菌和魔芋葡甘聚糖水解物一起，具有抑制痤疮丙酸杆菌生长的能力。

痤疮的局部脂质过氧化水平较高，口服益生菌能够减少氧化应激带来的损伤，控制全身氧化应激的能力，可能为痤疮治疗开辟一种新的途径。口服益生菌可调节皮肤内炎性细胞因子的释放，而 IL-1α 的特异性降低对痤疮护理有潜在的益处。嗜热链球菌可以增加神经酰胺的产生，促进产生一些神经酰胺鞘脂，其能够针对痤疮提供抗菌活性和直接抗炎活性。P 物质（肽类神经递质）是精神紧张诱导痤疮炎症和皮脂生成增加的主要介质，长双歧杆菌和副干酪乳杆菌可以减轻 P 物质介导的皮肤炎症。副干酪乳杆菌 CNCMI 2116 与对照组相比，能够消除 P 物质引起的血管舒张、水肿、肥大细胞脱颗粒和 TNF-α 释放。对长双歧杆菌提取物进行体外和临床试验，证明其能够改善与炎症相关的各种参数，如血管扩张、水肿、肥大细胞脱颗粒和 TNF-α 释放的减少。

3. 益生菌与皮肤抗过敏

过敏原穿透皮肤和肠道黏膜，可导致全身性过敏和炎症反应。炎症不仅引起肠道疾病，在人体皮肤衰老过程中也起着重要作用。

肠道菌群失调，是系统过敏性疾病的主要原因。特定益生菌菌株的膳食补充剂，可增加人体血液中的干扰素活性，食用富含乳酸菌的传统发酵食品的家庭所生的儿童，比食用更多非发酵食品的家庭所生的儿童过敏更少。已经证实，发生过敏的儿童体内的双歧杆菌、革兰氏阳性需氧菌和肠球菌水平较低，但肠道菌群中梭状芽孢杆菌和金黄色葡萄球菌水平较高。粪便中己酸水平升高是艰难梭菌高水平的指标，提示过敏儿童的肠道菌群可能发生改变。鼠李糖乳杆菌 GG、鼠李糖乳杆菌 LC 705、嗜酸乳杆菌 NCFB-L 61748、保加利亚乳杆菌（*Lactobacillus bulgaricus*）ATCC 11842、嗜热链球菌（*Streptococcus thermophilus*）T101 和费氏丙酸杆菌（*Propionibacterium freudenreichii*）谢氏亚种菌株 JS 的细胞匀浆，显示了抗炎特性。益生菌可能通过刺激 Th1 细胞因子、转化生长因子-β（TGF-β）和肠道 IgA 的产生，介导抗过敏作用。

益生菌对健康和过敏受试者的吞噬功能的调节似乎不同。例如，鼠李糖乳杆菌 GG 已被证明能够缓解牛奶过敏受试者因牛奶刺激引起的过度活跃的吞噬过程。鼠李糖乳杆菌 GG 与牛奶一起服用，与健康宿主的免疫刺激作用有关，而对牛奶过敏的婴儿，鼠李糖乳杆菌 GG 与抗炎作用有关。

4. 益生菌对紫外线皮肤损伤的影响

紫外线辐射（UVR）可引起皮肤炎症，导致出现红斑、水肿和表皮过度增生和剥落。据估计，大约 50% 的紫外线引起的损伤是由活性氧的产生引起的。

由于益生菌具有抗氧化作用，将益生菌应用于对抗紫外线损害，可增强皮肤的免疫活性和减少在这种条件下发生的过敏反应。含有约氏乳杆菌（*L. johnsonii*）和类胡萝卜素的营养补充剂，减少了由模拟或自然阳光照射产生的紫外线引起的皮肤损伤。摄入益生菌膳食补充剂后导致产生红斑所需的紫外线剂量增加 19%。虽然相对于防晒霜提供的防晒能力，这种产生红斑的紫外线剂量增加可能被认为是很小的，但值得注意的是，较低的皮肤红斑指数可导致中性粒细胞的浸润减少。中性粒细胞释放的蛋白水解酶，如弹性蛋白酶和金属蛋白酶，可在皮肤光老化中发挥作用。累积暴露于日光下产生红斑的紫外线剂量可导致朗格汉斯细胞密度显著降低，而益生菌膳食补充剂的摄入显著阻止了这种下降，表明膳食补充剂在紫外线照射后维持皮肤免疫系统方面具有积极作用。益生菌膳食补充剂显著降低诱导的 CD45＋真皮炎症细胞的增加，这表明摄入益生菌膳食补充剂对紫外线诱导的炎症和可能的光老化具有有益的影响，口服益生菌对于预防光老化具有重要的科学价值和实用意义。

动物实验研究表明，口服约氏乳杆菌可以防止紫外线诱发接触性超敏反应，降低朗格汉斯细胞密度，增加白细胞介素-10 的血清水平。

第二节
益生元

对益生元认识和应用，对提高人类的总体健康水平具有重要的意义。

一、益生元的概念

（一）益生元定义

Glenn R. Gibson 和 Marcel B. Roberfroid 于 1995 年首次对益生元进行了

 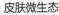

定义，认为益生元为一种不易消化的食品成分，通过选择性刺激结肠中一种或有限数量的细菌的生长和活性，从而对宿主产生有益影响。由于益生元对机体健康有着积极的作用，其定义一直在不断优化和发展。2010 年，国际益生菌和益生元科学协会，定义膳食益生元为"选择性发酵的成分，它能使胃肠微生物的组成和/或活性产生特定变化，进而有利于宿主的健康"。

在人类肠道中 400 多个可培养和众多不可培养的细菌菌株之间，很难检测单个菌株的选择性作用。一种潜在的益生元，能增加单个细菌菌株的细胞计数。益生元的临床证据表明，相同益生元对不同人群效果不一，这可能是由于不同人群的肠道菌群具有特异性，益生元不仅能特异性增殖双歧杆菌、乳酸杆菌，还能改变整个肠道菌群微生态，致使存在个性化效应。同时，大部分益生元为混合物，对人体有健康效益的具体成分及作用机制还不明确。更精准地研究益生元，是通过对益生元的物理化学性质、成分、结构、生理作用机制的研究和深刻理解，以现代精准营养的规律和要求为指导，针对不同人群或个体的菌群、代谢、营养特征和需求，以独立或协同作用的方式，实现益生元在微生态健康产品、生物医药研发、医疗服务上的精准化定制和科学配方。

2016 年 12 月，国际益生菌和益生元科学协会有关益生元定义达成的共识：①益生元的定义已修改为"宿主微生物选择性利用的基质，具有健康益处"；②尽管目前大多数益生元是经口服摄入人体的，但也可以直接应用在其它微生物定植的身体部位，如阴道和皮肤；③益生元的健康效应正在演变，不仅包括对胃肠道的益处（例如，抑制病原体、免疫刺激），还包括对其它系统益处，如对心脏代谢（例如，降低血脂水平、对胰岛素抵抗的影响）、心理健康（例如，影响脑功能的代谢物、能量和认知）和骨骼（例如，矿物质生物利用度）等的益处；④承认很难提供因果关系的明确证据，在对微生物菌群产生特定影响后，健康标志物或症状发生了变化，则可以通过合理地假设检验证明这两者是因果关系；⑤目前确定的益生元是基于糖类化合物的，但其它物质，如小分子化合物，能够转化为共轭脂肪酸的多酚和多不饱和脂肪酸，可能符合更新的定义；⑥益生元对健康的有益作用，必须在目标动物的预期用途中确认，并通过微生物菌群进行调节。

（二）益生元筛选

益生元不是影响微生物菌群的唯一物质，为此必须将益生元与许多其它物质区分开来。为此，根据益生元的新定义，筛选益生元要制定科学的实验方案。①明确益生菌，由于益生菌具有菌株差异性，不同菌株所需益生物质代谢基因完全不同，所以益生元对不同益生菌的影响是不同的。由于菌株之间的差异性很大，即使是同一个糖类代谢酶，也可能作用于不同的寡糖类位点。②拟定待选的益生元"目标物质"，进一步探讨益生元的分子结构。③筛选后的益生元，经过在体研究对微生态具有维护作用，如对肠道微生态的健康维护。

1. 体外实验

鉴于益生元的复杂性，要实现益生元的科学筛选和应用，至少应在以下几个层面对各种特定的益生元进行深入研究：①在益生菌的细胞生物学、分子生物学层面研究益生元，阐明益生元的直接生理功能机制，为进一步指导和应用该益生元提供坚实的科学基础；②分离、纯化出单一化学组分的益生元，在此基础上进行单一组分益生元的功效研究，建立益生元"结构-菌群-功能"的对应关系，为益生元向临床应用提供精准的依据；③模拟肠道微生物菌群的发酵过程，通常通过在厌氧或连续培养发酵系统，向粪浆、结肠内容物悬浮液或纯/混合细菌培养物添加待测益生元，检测待测益生元的生物利用度；④以母乳中的低聚糖（human milk oligosaccharides，HMOs）为参照，为各种特定益生元的精准复配和协同应用（如科学的配比、应用量等）提供指导。

低聚糖益生元促进微生物生长和发酵活性的筛选，很难通过体外实验加以证明，因为肠道菌群的复杂性和随时间的变化以及胃肠道各段之间的差异难以模拟。最好的体外模型是在分批或多室发酵系统中进行，在应用益生元试验材料之前和期间，测量粪便样本中的细菌数量。

2. 在体益生元生物利用度

通过在体研究，探讨益生元的稳定性、生物利用度以及有效性。①选择无菌或抗生素处理的、直肠切除的大鼠，或回肠造瘘病人，分别测量粪便、回肠远端或小肠流出物中消化液，检测益生元回收率，并在体内证明益生元对胃酸、酶消化的耐受性。②益生元可以混入食物或饮用水中进行喂食，动物将在预定的时间间隔内处死，以收集和分析胃肠内容物和粪便。人类的肠道发酵可以通过测量一次益生元餐后的益生元粪便回收率来进行研究。

3. 益生元对益生菌的调控检测

科学技术的进步，促进了益生元的研究和应用。现代分子生物学方法用于菌株检测和鉴定或整个细菌菌群的分析，绕过了基于培养技术的困难，特别是需要严格厌氧采样的菌体或无法检测到及不可培养的细菌。荧光原位杂交（FISH）通过将特定的荧光标记结合到原位细菌细胞中，可以检测可培养和不可培养细菌。为此，制备与细菌DNA序列互补的单链DNA短序列，在与细菌DNA结合后（杂交），可以通过显微镜用荧光标签标记的探针观察到不同的细菌。聚合酶链反应（PCR）和基于该反应的技术不检测细菌本身，而是检测细菌 RNA 的特征序列（16S rRNA），可以在属水平观察益生元对菌群的调控，宏基因组学方法已经能够检测到菌株水平，为研究益生元提供了强有力手段。

（三）低聚糖与膳食纤维

1. 低聚糖

低聚糖（oligosaccharide）又称寡糖，是指由 2～10 个单糖以糖苷键连接而构成的糖的统称。低聚糖是仅能水解成少数（2～10 个）单糖分子的糖类分子，根据单糖数目分为二糖、三糖、四糖等。具有营养意义的低聚糖是二糖。

自 1980 年以来，低聚糖越来越多地被食品工业（饮料、糖果）用于改变食品的黏度、乳化能力、凝胶形成、冰点和颜色。低聚糖显示出与营养和健康相关的特性，如中等甜度（通常为蔗糖值的 30%～60%）、低龋原性、低热量值和低血糖指数。低聚糖具有典型的膳食纤维特性，这意味着它们不是或只是在很小程度上被人类肠道的消化酶水解，而是作为结肠中的可发酵底物，尤其是可被双歧杆菌所发酵。在这个过程中，低聚糖被代谢成短链脂肪酸（乙酸、丙酸和丁酸）、乳酸、氢气、甲烷和二氧化碳。例如，低聚果糖的果糖和葡萄糖单元之间的化学键可抵抗人体消化酶，而大多数双歧杆菌都具有 β-果糖糖苷酶，可以进行此类益生元的利用。

在大肠中发酵的且难消化的糖类被称为"结肠食物"，因为它们通过供应能量、代谢底物和必需营养素从而间接地支持宿主有机体。其实，只有天然和人工合成的低聚果糖、低聚半乳糖和大豆低聚糖，才算作益生元，而剩余的糖类代表"结肠食物"，因为它们在大肠中由数量有限的"有益"细菌代谢。

目前，用于益生元研究的标准品是 β-2,1-果聚糖，包括菊糖（又称菌粉 IN）和低聚果糖（FOS），这两种益生元被广泛用于免疫调节机制的研究。其它糖类，如低聚半乳糖（GOS）、乳果糖、异麦芽寡糖等均被认为是研究益生元的候选品。低聚糖具有糖类的某些共同特性，因此可直接替代糖类作为配料加入到食品中。

2. 膳食纤维

膳食纤维（dietary fiber，DF）是一种不易被人体消化的糖类，是一种特殊的营养素，其本质是不能被人体消化酶所分解的多糖类物质，包括纤维素、半纤维素、果胶、木质素、树胶和植物黏胶、藻类多糖等。膳食纤维对胃肠道的结构和功能有显著影响，包括：①增加粪便量，使粪便在肠道的平均通过时间缩短；②被肠道细菌降解而产生短链脂肪酸，从而增强钠的吸收，促进结肠上皮增殖，作为能量代谢的产物，增加结肠血流，刺激自主神经系统，增加胃肠激素产量等。

然而这类物质在肠道中无论是有益菌或有害菌均能对其利用，因而并没有选择性，故不能称其为益生元。因此，益生元可以是一种膳食纤维，但并非所有膳食纤维都具有益生元的功效。

二、益生元与健康

益生元主要是通过促进肠道内有益菌的繁殖，调节肠道内微生态平衡来实现生理功能的，主要表现在肠道功能的改善和机体免疫力的增强等方面。

（一）改善肠道微生态

食物中益生元以溶解状态存在，可改变渗透压，改善粪便的流动性；益生元经微生物发酵后产生气体、短链脂肪酸和乳酸盐，这些物质可影响消化道的运动性，从而增加排粪量。大肠内的微生物可将糖类转变成短链脂肪酸，但不同的糖类，对菌群的影响不同，从而造成乙酸、丙酸和丁酸比例不同。用人和小鼠的粪便进行体外发酵试验，表明菊粉可提高乙酸和丁酸的产量，低聚半乳糖可提高丙酸和乙酸的产量，而低聚木糖只增加乙酸的产量。

在食物中添加益生元，可以增加肠道中微生物的数量，改善菌群多样性。无论是体内还是体外研究，都表明菊粉和低聚果糖可促进双歧杆菌和乳杆菌生长，提高消化道的屏障作用，减少胃肠道疾病发生的概率。

益生元促进人体双歧杆菌生长而改善肠道功能的效果与受试者年龄、饮食、健康和其它因素有关，对于体内双歧杆菌水平本身较低的个体（如长期患有胃肠道疾病的病人或老人）来说，添加益生元的效果更好。

婴儿刚出生时的肠道处于无菌状态，之后的一周内便有细菌的植入，其种类与数量与分娩时的环境、分娩方式、母体的菌群组成、母体营养状况和药物的使用有关。刚出生婴儿特别是早产儿的肠道屏障功能尚不成熟，容易透过抗原而引起肠黏膜不同程度的损害，婴儿易受感染。渗透性的增加导致肠道菌群失衡，也容易引起婴儿对食物的过敏反应，因此极早的建全婴儿的肠道屏障功能至关重要。母乳喂养的婴儿比人工喂养的婴儿更不易患病和被感染，其原因之一就是母乳中存在益生元——低聚糖。

母乳喂养的婴儿在6～7天时其肠道菌群中以双歧杆菌为主，而以人工喂养的婴儿其肠道菌群中双歧杆菌数较少，其细菌种类多样。双歧杆菌能激活免疫系统，抑制致病菌的生长，有利于保护宿主的肠道功能。人母乳中含有1.0%～1.2%的低聚糖类，其组成成分非常复杂，已鉴定出130多种不同结构的低聚糖。目前人工提取合成的低聚糖尚无一种能与人母乳中低聚糖的结构完全一致，比较公认的低聚半乳糖和低聚果糖中，有许多核心分子与人母乳中低聚糖相似。据报道，采用90%的低聚半乳糖和10%的低聚果糖的比例制成婴儿混合配方食品，对早产儿和足月儿进行人工喂养，并设置人母乳喂养组和未用混合配方食品喂养组与其对照。结果表明，混合配方喂养组的双歧杆菌数显著高于未采用混合配方喂养组，与人母乳喂养组非常相似。粪便中产生 SC-FAs 的量与人母乳喂养组相一致，因此认为益生元——低聚糖在婴儿出生后免疫系统的发展中有重要作用。

（二）预防癌症

由于胃癌的发生和菌群失调引起的幽门螺旋杆菌的定植、胃黏膜损坏和胃炎等癌变密切相关，能够调整菌群失调的益生元对胃肠道癌症的预防有一定的作用。目前对于益生元的菌群调整功能研究较为深入，关于益生元的抑癌作用研究刚刚开始，主要集中于对大肠癌的研究。研究发现大肠癌高发区与低发区人群在肠道菌群组成方面有很大的差异，肠道菌群失衡能激活癌症诱变剂。

低聚果糖可以增强机体的免疫功能和降低结肠癌的发病率，可降低微生物中参与有毒物质和致癌物生成的酶的活性，可降低有毒代谢产物在粪便中的含量。乳果糖可以直接竞争性抑制结肠内致癌物的活性，从而使 DNA 免受损伤。抗性淀粉和低聚果糖可减少经致癌物处理的大鼠体内的癌症前期损伤和肿瘤发病率，这些研究都表明益生元可能具有降低大肠癌发病率，甚至改变大肠癌病情发展的潜力。

通过观察大豆低聚糖、低聚木糖、低聚果糖、低聚甘露糖对人胃癌细胞株 BGC-823 细胞的体外增殖、细胞周期、凋亡的影响，发现大豆低聚糖、低聚木糖、低聚果糖、低聚甘露糖，对胃癌 BGC-823 细胞均有一定程度的抑制作用（$P < 0.05$），并与浓度、时间呈依赖关系。其中，大豆低聚糖抑制胃癌 BGC-823 细胞的效果最强，低聚木糖次之，低聚果糖、低聚甘露糖的抑制效果较弱。益生元能直接抑制胃癌细胞的增殖，诱导胃癌细胞凋亡，但需要的浓度较高，这可能仅是益生元防治癌症的众多机制之一。但其促进乳酸杆菌、双歧杆菌等优势菌群的增长，调节胃肠道菌群平衡，提高机体免疫力可能是更为主要的机制。

（三）对脂质代谢的影响

关于益生元对脂质代谢影响的研究，主要集中在菊糖和低聚果糖。

小鼠采食菊粉后，会产生降低血脂的作用，异麦芽寡糖也有相似的作用。经长时期饲喂非消化性寡糖，可降低血液胆固醇水平，但效果并不是很稳定。

动物和人体的试验研究都表明，功能性低聚糖可以调节肝脏中脂肪的代谢机制，食入低聚果糖能起到调节血糖、血压和降低胆固醇的功效。用 10％的菊糖与低聚果糖混合物喂养大鼠，可以明显降低血清中的甘油三酯、胆固醇含量，提高高密度脂蛋白（high density lipoprotein，HDL）和低密度脂蛋白（low density lipoprotein，LDL）的比例，即提高 HDL/LDL 的比值。低聚果糖降低甘油三酯的机制是由于肝脏通过抑制乙酰辅酶 A 羧化酶、脂肪酸合成酶、苹果酸酶、ATP 柠檬酸裂解酶、葡萄糖-6-磷酸脱氢酶的产生，从而减少新生脂肪酸合成，证明低聚果糖能降低脂肪合成酶基因表达。给小鼠喂养低聚果糖后，其血清中的胰岛素与血糖水平明显降低，可见低聚糖的摄入可显著影响糖类的代谢。对 24 名高胆固醇患者，每天给食低聚果糖 18g，6 周后其胆固醇含量下降 8.6％，LDL 下降 14.4％。双歧杆菌能产生胆酸水解酶，使结合胆酸成为游离胆汁酸，在 pH 值 6.0 时，游离胆汁酸同胆固醇结合为沉淀物随粪便排出，同时双歧杆菌与低聚果糖本身亦可吸附胆固醇而有效调节血脂。

（四）促进矿物质吸收

食用功能性低聚糖有助于人体对钙、镁、磷和铁等矿物质元素的吸收，可以促进儿童的生长和防止骨质疏松。该机制虽未完全研究清楚，但很大程度上是依赖低聚糖被发酵后生成的有机酸使肠道 pH 值下降，导致小肠内所形成的钙、磷酸盐、镁构成的复合物发生溶解后而容易被吸收。动物实验研究表明，菊糖、低聚果糖、低聚葡萄糖和低聚半乳糖能刺激多种矿物质元素的吸收与滞留，特别是镁、钙和铁。

青少年志愿者每天食入低聚果糖 15g，钙的吸收率增加 26％；每天食入菊糖 40g，钙的吸收率可增加 58％。因此认为菊糖和低聚果糖对促进钙吸收效果明显，低聚半乳糖次之，而异麦芽糖则没有这种功效。小鼠采食菊粉和低聚果糖后，并没有影响钙、镁、锌和铁等离子从回肠到结肠的转运过程，因此这些矿物质元素生物学效价的改变主要发生在结肠。

（五）调节免疫

1. 通过肠道菌群调控免疫

食入的益生元被肠道有益菌群利用，通过降解或者发酵的方式，转化成为其单体形式或者生成短链脂肪酸。这些物质可以减少有害病原菌的黏附和定植，可以被益生菌降解利用，从而促进其有益菌的生长繁殖，使益生菌对机体免疫系统的影响占优势。

虽然菊粉和低聚果糖没有直接的免疫原性作用，但它们可以通过影响肠道菌群，间接调节免疫系统的各种参数，如 NK 细胞（自然杀伤细胞）活性、IL-10 和干扰素的分泌以及淋巴细胞增殖。喂食菊粉或低聚果糖 6 周的小鼠，当受到肠内和系统性感染时，小鼠的 T 细胞活性增加，对微生物感染的抵抗力更高，死亡率更低。对患有化学性结肠炎的大鼠给予具有抗炎作用的菊糖，可减少肠黏膜损伤。低聚半乳糖、短双歧杆菌（*Bifidobacterium breve*）和干酪乳杆菌（*Lactobacillus casei*）的合生元对患病婴儿有免疫营养作用。

2. 通过炎症相关信号通路调控炎症

（1）过氧化酶物体增殖物激活受体（PPAR-γ）

益生元可促进 PPAR-γ 在 Caco-2 细胞中的表达，同时降低细胞的促炎因子表达量；但是当加入 PPAR-γ 相应拮抗剂之后，上述的抗炎作用消失，这说明 PPAR-γ 对抗炎起着决定性作用；同时研究发现，在干扰其下游的 PGLYRP-3 之后，抗炎作用仍然存在，说明 PPAR-γ 抗炎信号通路的下游关键分子不止 PGLYRP-3 一个。

（2）核因子 κB(NF-κB) 及 MAPK 途径

低聚果糖能直接影响细胞的磷酸化过程，从而调节肠道免疫。通过对低聚果糖处理过的细胞进行激酶组学分析，得到了其可以同时降低 NF-κB 与 MAPK 信号通路的磷酸化。其中对于 NF-κB，低聚果糖不仅降低了它本身的磷酸化，同时升高了 NF-κB 的表达，使得 NF-κB 受制于细胞质中，这可以通过免疫荧光来检测入核的 NF-κB 来侧面反映。低聚果糖同时降低了 P38 与 ERK1/2 的磷酸化程度，而这在 MAPK 信号转导通路中发挥着细胞生长、分化以及凋亡的关键调控作用，它们磷酸化水平的降低，说明了低聚果糖降低了细胞的免疫灵敏度，使其具有更好的免疫耐受。

（六）益生元可能的不良反应

由于大肠发酵，摄入大量益生元可能导致肠胃胀气、腹部疾病和腹泻。一般来说，10～20g 低聚果糖或菊粉，不管是以液体还是固体食物的形式摄入，都被认为没有副作用。

三、益生元配方奶

配方奶开发努力的方向是，配方奶和母乳对肠道菌群的诱导性必须具有一致性。通过在牛奶基础上制作喂养婴儿的配方奶粉，可添加双歧杆菌、乳酸杆菌和低聚半乳糖。迄今为止，工业制备的益生元还没有达到母乳中 130 多种低聚糖和糖类共轭物的复杂性，因此母乳的特性不能用商用益生元来模拟。与奶牛相比，母乳中存在的所谓的人母乳低聚糖（12～14g/L）是短链或长链、线性链或支链、中性或酸性，除了简单的半乳糖、葡萄糖外，果糖也含有糖衍生物，如氨基糖或尿醛酸，对益生菌的促生长、黏膜保护和免疫调节起着重要作用。

一些益生元奶粉对益生菌的好处已经被证明，在常规婴儿配方奶粉中添加低聚果糖或低聚半乳糖或两者兼有，剂量从 0.4～1g/100mL，喂养婴儿 3～12 周，其粪便菌群中双歧杆菌的数量从 20％显著增加到约 60％（母乳喂养婴儿 80％），且有着与母乳喂养婴儿相似的粪便特征。

四、益生元与皮肤护理

炎症性皮肤病，常伴有皮肤微生物菌群失调。为了重新平衡皮肤微生物菌群，益生元直接用于皮肤成为一种选择。

近年来，益生元在化妆品和皮肤科的应用越来越受重视。寻常痤疮的痤疮丙酸杆菌过度增长，是寻常痤疮发病的主要原因。传统的化妆品策略是使用抗菌剂，以有效地减少痤疮丙酸杆菌的数量，但同时也影响其它有益的细菌，如表皮葡萄球菌。因此，除了抗菌剂之外，人们还试图有选择地使用益生元，以达到改善痤疮皮损区域菌群失调的目的。针对性的益生元，通过抑制痤疮丙酸杆菌的生长，同时促进有益细菌的生长，进而重新平衡皮肤微生物菌群。可以平衡皮肤微生物菌群的成分，如人参、黑醋栗或松树等植物提取物，可有效抑制痤疮丙酸杆菌的生长，而凝固酶阴性葡萄球菌则不受影响。目前，化妆品市场上已经出现了较成熟的添加益生元的护肤品，较为常见的成分有菊粉、α-葡聚糖寡糖等，在儿童产品中应用较为普遍。

口服益生菌和益生元可预防和协助治疗皮肤屏障性疾病。

低聚半乳糖与益生菌（鼠李糖乳酸杆菌 GG、鼠李糖乳酸杆菌 LC705、丙酸杆菌的混合物）一起服用，可以刺激外周血单个核细胞增殖和 γ 干扰素的产生，减轻特应性皮炎严重程度。

第三节
合生元

合生元（synbiotics）又称合生素，也称为微生态制剂，是兼有益生菌和益生元两种成分和特性的混合剂，其特点是同时发挥益生菌和益生元的作用。

合生元于 1995 年由 Glenn R. Gibson 首次提出，于 1998 年开始应用。

为了提供有关合生元一词的清晰定义和使用指导，国际益生菌和益生元科学协会（ISAPP）于 2019 年 5 月召集了一个由科学家组成的专家小组，探讨合生元的当前状况和未来发展趋势，包括其定义。该会议取得的共识声明于 2020 年 8 月 21 日发表在了《Nature Reviews Gastroenterology and Hepatology》。该专家小组将合生元定义为益生菌和益生元的简单混合物。益生菌和益生元的复合，建立在每一种都独立提供有益于健康的功能，每一种的剂量必须足够独立实现这些功能，或者复合物配制剂量可能低于益生菌或益生元独立发挥健康功能的剂量。由于竞争或其它生态效应，某一特定益生菌即使在高剂量下也可能缺乏相应的功能，但如果选择出合适的基质，则有可能发挥有益于健康的功能。简单地说，微生物成分不一定是一个独立的益生菌，非消化的基质也不一定是一个独立的益生元，但是如果它们一起具有有益于健康的功能，那么这种混合物则可以被称为合生元。这一合生元定义鼓励科技界创新，不要求组成部分严格符合益生菌或益生元的定义，具体描述如下。

① 活微生物与能被宿主微生物选择性利用底物组成的混合物，能够给宿主健康带来益处。

② 宿主微生物（定居或定植在宿主体内），也包括异源的微生物（外部来源的益生菌），这两种微生物均能够利用益生元。

③ 合生元分为两种形式：互补型合生元（complementary synbiotic）和协同型合生元（synergistic synbiotic）。

互补型合生元结合了一种益生元和一种独立起效的益生菌，以获得一种或多种健康益处。协同型合生元是一种底物被设计成被共同施用的微生物选择性地利用的合生元。要制定协同增效生物制剂，就要根据微生物提供健康效益的能力来选择活的微生物，并选择主要支持该选定微生物生长或活性的底物。

④ 不论合生元的类型是哪一种，其健康功效都必须在目标群体中得到充分验证，包括人群、动物等，以及不同的特定群体，例如存在年龄、健康水

平、性别和生存环境等差异的群体。

⑤ 针对协同型合生元，被选择的底物必须在同一个研究中证明其健康功效，而且合生元的功效要大于单独一种成分的功效。因为互补型合生元含有选择性利用的益生元，互补型的合生元则不需要此证明。

⑥ 合生元可应用于肠道内或肠道外微生物生态系统，并可配制成一系列的产品，例如食品、非食品或营养补品等。

综上所述，即使用已确定的益生菌和益生元（即符合各自定义中规定的标准并按有效剂量使用）来配制合生元，也必须确认合生元混合物的健康益处。因为这一要求将考虑到组合的任何潜在的拮抗作用，从而可能会削弱每个成分的健康益处。根据哪一种微生物能够利用底物，产生哪一种抗菌因子，以及哪一种菌群被它们中和或杀死，这种情况可能会导致积极或消极的结果。因此，在没有证据表明合生元提供健康益处的情况下，产品应该简单地贴上含有益生菌和益生元的标签。

前面所讲的益生菌和益生元的作用，合生元都可以做到，而且相对益生菌和益生元单独使用起效，其剂量更低或者相同剂量下效果更好。但是，因在目标宿主研究中可用的样本有限，在功效试验中难以证明不同程度的健康益处，因此现阶段的研究大多都是使用体外和动物模型来测试益生菌、益生元和合生元的作用。在 2020 年 8 月 21 日国际益生菌和益生元科学协会发表的声明中强调，虽然模型实验可以提供机理方面的研究，但是这些模型尚未被充分证实其具有预测性，因此必须在目标宿主中对这些干预措施进行最终测试。

第四节
后生元

近一个世纪以来，研究宿主与肠道微生物菌群之间错综复杂关系的热度一直不减，其依然是近年来最具活力的研究领域之一。肠道微生物菌群能够合成、分泌生物活性代谢物和信号分子，以多种方式对人体健康起着重要的调节作用。

一、后生元概念

除了益生菌在活性状态下对机体产生积极的健康作用以外，其裂解物和代谢物对机体依然具有促进健康的作用。这些裂解物或者代谢物是具有多种活性的一群低分子量（low molecular weight，LMW）分子，它们具有与周围环境组织相互作用和控制相关组织细胞各种基因表达、生物化学和生理功能的强大能力，可用于维持宿主的内环境稳定，这种内稳态被称为"微生物源的小分子内稳态"（small molecules microbes originated homeostasis）。这些代谢物与宿主真核细胞合成的小分子和食物成分在结构和功能上有密切的相似性。因此，它们被认为是普遍化的代谢物，有助于进行表观遗传调控、细胞间通信和保持基因组的稳定性，可促进宿主的整体生长发育。

到目前为止，这些益生菌来源的活性代谢物，并没有给予正式命名，postbiotics是目前描述此类物质使用最广泛的概念，被我国学者翻译为后生元，以与益生元和合生元名字进行匹配。学术界除了使用postbiotics外，还有paraprobiotics，metabiotics，nonviable probiotics，inactived probiotics及ghost probiotic等英文词汇，均为益生菌代谢物质的代称。

后生元是益生菌经加工处理后的益生菌代谢物成分统称，包括菌体与代谢产物。

2019年，国际益生菌和益生元科学协会召集了一个专家小组（专门从事研究营养学、微生物生理学、胃肠病学、儿科学、食品科学和微生物学），以审查后生元的定义和使用范围。专家组将后生元定义为"给宿主带来健康益处的失活微生物和/或其成分的制剂"。有效的后生元，必须含有失活的微生物细胞或细胞成分，无论是否含有代谢物，都应有助于观察到健康益处。

二、后生元的种类

益生菌形成的这些低分子量活性物质主要包括：细菌素等抗菌分子、短链脂肪酸、长链脂肪酸，多糖、肽聚糖、磷壁酸，脂蛋白、糖蛋白、维生素、抗氧化剂、核酸、蛋白质（包括酶和凝集素），具有各种活性的肽、氨基酸、生长和凝血因子、防御素样分子或其诱导物，信号分子，缩醛磷脂及各种辅因子。这些微生物细胞内部和外部形成的低分子量活性物质，已经在肠内容物、体液、器官、组织或肠上皮屏障中被广泛发现。

按照低分子量活性物质的作用可将其分为以下几类。

① 代谢分子：SCFAs、氨基酸、有机酸、维生素、抗菌化合物、各种酶。

② 纯信号分子：多胺、激素、小分子（CH_4、H_2S、NO、CO）、群体感应分子（quorum sensing molecules，QSMs）、AI-2诱导物（AI-2 auto inducers）。

③ 特殊结构和功能分子：免疫调节分子（IL-10、IL-17）、细胞因子、TNF-α、芳香烃受体（AhR）配体、损伤性复合功能分子（damage associated molecular functions)。

三、后生元的作用机制

后生元的研究工作还处在起步阶段，但是大量研究认为，后生元的多种生物学功能可能是表观遗传修饰（epigenetic modifications）的结果，这些表观遗传修饰影响宿主的各种生化和信号通路，导致宿主各种生理过程的调控。如DNA 甲基化、磷酸化、生物素化、组蛋白乙酰化和 RNA 干扰等多种表观遗传过程，参与了宿主细胞反应的表观遗传控制。这些修饰对免疫调节、竞争排斥、调节上皮细胞屏障功能、干扰群体感应分子等生物化学过程具有重要作用。

后生元主要通过维持肠道菌群稳定、保护肠道屏障功能、免疫调节和抗氧化等方面发挥作用。

（一）后生元对致病菌的抑制作用

肠道不同部位内部环境存在差异，所定植的细菌也不同。

益生菌通过菌体表面磷壁酸、完整肽聚糖（whole peptidoglycan，WPG）、肽聚糖（peptidoglycan，PG）及表面层蛋白（surface layer protein）等多功能化分子与肠道细胞黏附相关蛋白物质进行结合，产生占位效应。

细菌素是部分细菌代谢中产生的抗菌肽类物质。能产生细菌素的细菌主要包括：大肠杆菌、嗜酸乳杆菌、干酪乳杆菌、植物乳杆菌等。不同细菌产生的细菌素在分子大小、靶细胞受体、作用方式、热温稳定性和免疫机制等方面存在差异。

（二）加固肠黏膜屏障

肠道屏障主要由肠上皮细胞、肠道黏液层及肠细胞间的紧密连接构成，在抵御病原体中发挥着重要作用。乳酸菌 GG 分泌的后生元能激活 MAPKs 并诱导肠上皮细胞中热激蛋白对肠道细胞的保护作用。乳酸菌 GG 分泌的某些肽产物可能有助于其临床效果的发挥。益生性大肠杆菌 Nissle1917（EcN）刺激HT. 29 细胞（人结肠癌细胞），能够上调黏蛋白 MUC2、MUC3、MUC5AC和 MUC5A mRNA 的表达水平。多胺类物质，如腐胺、亚精胺和精胺分子，在促进宿主细胞与健康细菌之间存在协同作用，且对宿主细胞分化及死亡具有一定影响，它们在维持机体的应激反应和黏膜免疫调节中发挥着十分重要的作用。研究显示，多胺类物质通过刺激细胞间连接蛋白〔如闭锁蛋白

（occludin）和上皮钙黏着蛋白（E. Cadherin）] 维持肠上皮屏障完整性。

（三）增强肠道免疫

后生元在机体的非特异性和特异性免疫中均发挥着作用。

后生元中的菌体表面抗原物质被肠道黏膜上的派尔集合淋巴结（Payer's patches，PP）中的 M 细胞（小肠黏膜内的一组淋巴滤泡，淋巴滤泡由 B 细胞和 T 细胞组成，在其表面覆盖着一层微皱褶细胞，又称 M 细胞）摄取，以调控相关免疫分泌活动，从而实现非特异性免疫调节。机体中淋巴 B 细胞、辅助性 T 细胞和巨噬细胞，通过调节各类细胞因子增加 IgA、IgG 和抑制 IgE 分泌等过程，来应对益生菌菌体表面抗原刺激，增强机体特异性免疫能力。益生菌中的磷壁酸能增加派尔集合淋巴结中合成 IFN-γ 和 TNF-α 的细胞数量，通过 LPS 刺激诱导 IFN-γ 和 TNF-α 的释放。短链脂肪酸（SCFAs）主要包括丙酸、乙酸、丁酸和琥珀酸等。一方面 SCFAs 是肠道微生物组和肠上皮细胞的优良能量来源，在维持宿主细胞的生理和免疫方面具有多种调节功能；另一方面，它们在肠道疾病过程中发挥抗炎作用，已成功应用于各种炎性疾病的治疗干预，以缓解胰岛素抵抗和肥胖症状。它们还通过 G 蛋白偶联受体（GPCRs）的配体和组蛋白去乙酰化酶（HDACs）的抑制剂的配体来发挥信号分子的功能。因此，它们被认为是抗癌和抗炎药物的重要类别。

（四）抗氧化功能

许多研究表明，一些后生元如胞外多糖具有抗氧化功能，能够清除自由基，抑制脂质过氧化。维生素类物质不仅是动物体新陈代谢所必需的微量营养素，且部分具有抗氧化功能。大多数维生素在动物本身无法直接合成，需要额外摄入来进行补充。肠道益生菌，如乳酸链球菌（*Lactococcus lactis*）、罗伊氏乳杆菌（*Lactobacillus reuteri*）和双歧杆菌及其它肠道菌群成员能够利用肠道中的营养物质，合成生物体所需的维生素 K 和 B 族维生素（如叶酸、生物素、烟酸、钴胺素、核黄素、硫胺素、吡哆醇和泛酸等），从而发挥抗氧化作用。

四、后生元的应用

（一）后生元的神经调节作用

肠道中微生物菌群构成了一个复杂的神经网络，称为肠神经系统。它们的主要功能是调节肠道和中枢神经系统之间的沟通，包括肠-脑方向和脑-肠方向，即现在公认的"肠-脑轴"。大脑、肠道、免疫和内分泌等系统之间的奇妙协调，体现了机体的完全神经稳态。这种交流由肠道微生物菌群产生的神经活性和神经内分泌分子（如 GABA、乙酰胆碱、血清素、多巴胺、组胺、去甲肾上腺素和肾上腺素）所介导。肠-脑轴的紊乱，与神经系统疾病有关，如抑郁症、认知能力的改变、阿尔茨海默病、帕金森病、孤独症和精神障碍。

（二）后生元与代谢综合征

代谢综合征（metabolic syndrome，MS）是由于机体能量代谢的改变，导致的各种生活方式疾病，如糖尿病、肥胖症、心血管疾病和应激。随着经济的发展，代谢综合征在全球流行。这些代谢改变是由于糖类、脂肪和蛋白质代谢被一些不明原因因素干扰而发生的，这些干扰显著影响细胞的生长、分化和各种神经活动。目前的科学观察结果表明，肠道微生物组与能量代谢密切相关。肠道菌群的改变，导致氧化应激、高胆固醇血症、代谢性内毒素血症、血脂异常。目前的科学干预，可以通过减少氧化应激、增强抗氧化剂的吸收、免疫调节、改变肠道微生物菌群、减少炎症和餐后脂质浓度来改善这些代谢紊乱，后生元在这些研究和干预过程中起到积极作用。

（三）后生元与口腔健康

益生菌在维持口腔健康方面的应用日益增多，并且是当前研究的重点领域。这些微生物很好地适应了口腔环境条件，促使它们在口腔中有效地定植和生长，从而抑制口腔病原体。除此之外，口腔替代疗法中设想利用益生菌形成生物膜的能力来竞争性排除致龋和牙周病原体，从而预防龋齿和牙龈炎。这些研究不断涌现，以确定它们在改善口腔健康方面的作用。

后生元的研究和应用，为口腔护理开辟了一条崭新的路径。如唾液链球菌产生的细菌素，已被用于减少与口臭（恶臭）相关的厌氧细菌、牙龈炎卟啉单胞菌、牙螺旋体和连翘螺旋体。最近，鼠李糖杆菌 GG 可降低口腔念珠菌病的发病率，口腔内的酶可抑制慢性牙周炎。口腔微生物菌群的紊乱，会导致更高的心血管疾病患病风险。

（四）后生元与皮肤健康

后生元与皮肤健康的关系，将在第六章叙述。

第五节

益生菌、益生元与发酵工程

通过一个多世纪的研究、探索，人们认识了益生菌、益生元，并逐渐了解当前逐渐被认识和接受的后生元对机体健康、延年益寿的作用。益生菌和益生元造福人类，必须将它们产业化。就目前科学技术水平而言，实现益生菌和益生元产业化主要采用发酵工程技术。

一、发酵

发酵（fermentation）在生物技术领域指利用微生物产生特定产物的过程。

发酵一词最早是由拉丁语 fervere 派生而来的。1857 年法国化学家、微生物学家巴斯德提出了著名的发酵理论："一切发酵过程都是微生物作用的结果。"巴斯德认为，酿酒是发酵，是微生物在起作用；酒变质也是发酵，是另一类微生物在发挥作用；同时，可以用加热处理等方法来杀死有害的微生物，防止酒发生质变。巴斯德发现，在无氧的条件下，细菌发酵可以产生丁酸，并进一步把微生物发酵分为好氧发酵和厌氧发酵两种，并证实了各种发酵都是由不同微生物作用的结果，建立了发酵的生命理论。随着科学技术的发展，人们把发酵的微生物分离出来，通过人工培养，根据不同的要求去诱发各种类型的发酵，获得所需的发酵产品。综上，发酵其实是人们利用微生物在适宜的条件下将原料通过微生物的代谢转化为人类所需要的产物的过程。

随着发酵技术的发展，发酵具有了不同的形式，每种发酵形式对于发酵的理解是不同的。

（一）传统发酵

传统发酵是用来描述酵母菌作用于果汁或者麦芽汁产生气泡的现象，或者是指酒的生产过程。随着人们对酵母菌利用果汁产生酒精现象的不断研究和生物化学进展，在机理上对发酵有了新的认识。因此，一般认为传统发酵技术是指直接利用原材料中天然存在的微生物，或利用前一次保存下来的发酵物中的微生物进行发酵、制作食品的技术。传统发酵主要以混合菌种的固体发酵及半固体发酵为主。

（二）生化和生理学意义的微生物发酵

微生物发酵是在无氧条件下分解各种有机物质产生能量的一种方式，或者更严格地说，发酵是以有机物作为电子受体的氧化还原产能反应。除酵母菌发酵产生乙醇外，其它很多发酵都有类似的氧化还原过程，不同种类的微生物代谢产物不同。在生物化学角度，发酵是有机化合物成为电子的供体或者受体，通过其氧化还原反应产生能量的过程。

（三）工业微生物发酵

工业上的微生物发酵泛指通过微生物的生长培养和化学变化，大量生产细胞本身和积累专门的代谢产物的反应过程。工业上的发酵包括厌氧培养的生产过程，如酒精、乳酸生产等；也包括有氧发酵的生产过程，如抗生素、氨基酸、酶制剂等的生产。其中利用酵母菌的作用由果汁或者麦汁生产酒精，可以说是把微生物生产工业化的最初的发酵。

因此，不论什么形式的发酵，简单来说发酵是利用微生物在有氧或无氧条件下的生命活动来制备微生物菌体本身或者直接代谢产物或次级代谢产物的过程。

二、发酵技术与发展

（一）发酵技术发展的不同阶段

1. 天然发酵阶段

从史前至 19 世纪末，在微生物的性质尚未被人们所认识时，人类已经利用自然接种方法进行发酵制品的生产，这类发酵方法仅仅局限于家庭或者作坊式的手工业生产，多数为厌氧发酵，且不是单一菌种发酵，主要凭经验技术进行发酵过程，所以通常会造成质量不稳定等现象。

2. 纯培养发酵技术阶段

发酵学之父的巴斯德首次证明酒精发酵是酵母菌引起的，发酵现象是由微生物引起的化学反应，自此人们对发酵的生理学意义才有了认识。微生物学发展史上的又一奠基人科赫建立了微生物分离纯化和纯培养技术，人类开始了人为控制微生物的发酵进程，从而使发酵的生产技术得到了巨大的改良，提高了产品稳定性，对发酵工业起到了推动作用。目前采用纯培养与无菌操作技术，包括灭菌和使用密闭式发酵罐，使发酵过程避免了杂菌污染，使生产规模扩大。

3. 通气搅拌发酵技术

由抗生素发酵开始发展起来的通气搅拌液体发酵技术，是现代发酵工业最重要的生产方式，它使需氧菌的发酵生产从此走上了大规模工业化生产途径，与此同时通气搅拌发酵技术有力地促进了甾体转化、微生物酶与氨基酸发酵工业的迅速发展。因而，可以说该技术的建立是发酵工业大战的一个转折点。

4. 人工诱变育种与代谢控制发酵技术

随着生物化学、微生物生理学以及遗传学的深入发展，对微生物代谢途径和氨基酸生物合成的研究和了解的加深，人类开始利用调控代谢的手段进行微生物选种育种和控制发酵条件。1956 年，日本首先成功地利用自然界存在的生理缺陷型菌株进行谷氨酸生产，该技术是以代谢调控为基础的新的发酵技术。这种技术根据氨基酸生物合成途径采用遗传育种方法进行微生物人工诱变，选育出某些营养缺陷株或抗代谢类似物的菌株，在营养条件进行控制的情况下发酵生产使之大量积累人们预期的氨基酸。由氨基酸发酵而开始的代谢控制发酵，使发酵工业进入了新的阶段，随后核苷酸、抗生素和有机酸等利用代谢调控技术也进行了大规模生产。

5. 利用基因工程技术进行发酵阶段

自从 20 世纪 70 年代开始，由于 DNA 体外重组技术的建立，发酵技术进入了一个新的阶段，即以基因工程技术为中心的生物工程时代。基因工程是采用酶学的方法，将不同来源的 DNA 进行体外重组，再把重组 DNA 设法传入受体细胞内，并进行繁殖和遗传下去。这样人们就能够根据自己的意愿将微生物以外的基因构件导入微生物细胞体内，从而定向地改变生物性状与功能，创造新的"物种"，使发酵工业能够生产出自然界微生物所不能合成的产物。基因工程技术大大丰富了发酵工业的范围，使发酵技术发生了革命性的变化。

（二）发酵的产物类型

微生物发酵的产物类型主要有以下四种：菌体作为目的产物、微生物产生的酶作为目的产物、微生物代谢产物作为目的产物、将添加的化学物质通过微生物进行化学改变或修饰产生的产物作为目的产物，具体如下。

1. 微生物菌体发酵

目前工业上的菌体生产主要有面包酵母的生产、以食用蛋白为目的的菌体生产、食药用真菌和微生物菌体生物防治剂等的生产。面包酵母从 20 世纪初开始就能生产了。世界上的很多公司采用不同的碳源相继开发了大型连续发酵设备，使面包酵母生产蓬勃发展。食药用真菌生产在我国具有悠久的历史，如香菇、木耳、茯苓、灵芝、依赖虫蛹而生存的冬虫夏草和与天麻共生的密环菌等的生产。这些食药用真菌都可以通过发酵手段进行生产。我国已经分离出虫草头孢菌，并用于工业化生产冬虫夏草产品，所得菌丝体内含有的氨基酸、微量元素等与天然虫草相同。另外，我国已利用自吸式发酵罐来培养灵芝，为药用真菌的发酵生产开辟了新途径。微生物菌体生物防治剂如苏云金芽孢杆菌（*Bacillus thuringiensis*）、蜡样芽孢杆菌（*Bacillus cereus*）和侧孢芽孢杆菌（*Brevibacillus laterosporus*）等，其细胞中的伴孢晶体可毒杀双翅目和鳞翅目害虫。丝状真菌白僵菌和绿僵菌可防治松毛虫等。所以，有些微生物的剂型产品可制成新型的微生物杀虫剂，如苏云金芽孢杆菌杀虫剂已经普遍用于生产实践，效果良好。相对于单细胞蛋白（single cell protein，SCP）而言，微生物杀虫剂的发酵是新的以菌体为目的物的发酵。

2. 微生物酶发酵

酶可从植物、动物、微生物等中工业化生产出来。最早人们是从动植物中提取酶，如从动物胰脏和植物麦芽中提取淀粉酶，从动物胃膜和植物菠萝中提取蛋白酶等。但从可应用发酵技术进行大规模生产这一点看，发酵法的微生物酶生产比其它方法更有利，而且与动植物相比，通过改变微生物的性状更容易增加产率。微生物酶主要被用在食品工业和医药工业及与之相关的工业中。酶的生产受到微生物的严格调控。为了提高酶的产出能力，必须改善这些调控体系。在这些调控体系中，有酶的诱导和酶的反馈抑制等。通过向培养基中添加诱导因子或使菌种变异而改善调控体系，可使菌体的产酶能力大幅提高。

目前，工业上使用的酶大都来自微生物发酵。我国酶制剂以 α-淀粉酶、蛋白酶、糖化酶为主，多用于食品和轻工业中，如将微生物生产的淀粉酶和糖化酶用于淀粉的糖化，以及将氨基酰化酶用于拆分酰化-DL-氨基酸等。在医药生产和医疗检测方面，酶的应用也很广。如用青霉素酰化酶催化合成 6-氨基青霉烷酸用于半合成青霉素的中间体，用胆固醇氧化酶检查血清中胆固醇的含量，以及用葡萄糖氧化酶检查血液中葡萄糖的含量等。

3. 微生物的代谢产物发酵

微生物的代谢产物分为初级代谢产物和次级代谢产物。在微生物的生长发育过程中，分为延滞期、对数生长期、稳定期和死亡期。在对数生长期产生的代谢产物如氨基酸、核酸、蛋白质、脂质、糖类等对菌体的生长繁殖是必需的物质，这些产物称为初级代谢产物。很多初级代谢产物都具有相当的经济价值，被工业化大规模生产。由于在野生菌株中初级代谢产物只是菌体生长繁殖所必需的物质，不能产生过多的量。因此，工业上为了使产物能更有效地积累，采用诱变等方法使菌株变异或改良调整培养条件等。

在菌体生长的稳定期，有时一些菌体能合成在对数生长期中不能合成的，与菌的本质代谢不直接相关的物质，这些物质称为次级代谢产物，如抗生素、生物碱、细菌毒素、植物生长因子等。形成次级代谢产物的菌体生长时期叫生产期。这样的次级代谢产物在连续发酵时，要求低稀释率，即菌生长非常慢，甚至几乎可认为在不生长的培养条件下才易生成。另外，在自然环境下，微生物生长速率比较低，由此在自然界中微生物在稳定期会产生比对数生长期更复杂、种类更多的代谢产物。

4. 微生物转化发酵

微生物可以通过酶的作用，把某些化合物转化成结构相似但更具经济价值的物质。这种转化一般是通过脱氢、氧化、羟基化、脱水、缩合、脱羧、氨基化、脱氨、异构化等的酶促反应实现的。由微生物进行的这些反应相对于化学合成法而言，优点是不使用特殊的化学药品，不使用容易发生污染的重金属催化剂，且在相对较低的温度下就可进行反应。把酒精转换为醋酸的制造就是利用微生物转换反应的代表。近年来，更高附加值的化学品也通过各种微生物反应生产了出来，如固醇、抗生素、前列腺素等都可通过微生物化学的转换及修饰产生。为了提高反应的效率，用这些微生物化学的转换及修饰法时，一般需要高浓度的菌体。因此，固定化细胞或固定化酶，是其很重要的发展方向。

三、益生菌、益生元与发酵

（一）益生菌与发酵

1. 益生菌与果蔬汁发酵

果蔬汁是益生菌良好的发酵载体。

果蔬汁中含有丰富的营养成分，如维生素、多酚和多糖等，不仅为益生菌在果蔬汁中的存活和生长提供了丰富的营养物质，而且通过益生菌发酵使营养物质发生转化，增加了果蔬汁产品的营养功能特性。果蔬汁中的风味物质如酚类、酯类等物质的含量及组成，在益生菌的作用下会发生一系列的变化，可明显改善果蔬汁风味。

2. 益生菌与中药发酵

发酵是中药材传统炮制方法之一。

益生菌中药发酵的产物不仅用于口服产品，还被用于护肤品开发和应用。

益生菌中药发酵优点有以下几个方面：①降解作用。益生菌新陈代谢会产生纤维素酶、纤维二糖酶、蛋白酶、半乳糖酶、糖活性酶等，可以裂解药用植物的细胞壁，降低中药中多糖的分子量，释放细胞内的生物碱、黄酮、糖苷、有机酸和萜类等有效成分，提高药效，例如红参经微生物发酵后，高效液相色谱法检测皂苷含量增加了近 3 倍。②降低毒性。如大黄经酵母菌作用后，总蒽醌中游离型占比增多，结合型蒽醌占比减少，肠道刺激感减轻，泻下作用减弱。③产生新的活性物质。利用益生菌枯草芽孢杆菌对三七根须进行发酵，发酵后产生了新成分人参皂苷 Rh4。④提高药效。中药发酵之后有效成分的获取率升高，药效加强，相对减少了中药材的用量。⑤增加营养成分和感官改进。发酵中药的过程中益生菌可以产生氨基酸、核酸、生物素、乳酸、B 族维生素、微量元素等；发酵还可改善中药的颜色和气味，利于在产品中的应用。

（二）益生菌基因工程技术应用

随着微生物基因组学、代谢组学等多组学技术的发展，对于益生菌分子遗传学认知在不断进步。以乳酸菌为例，乳酸菌是一类能使糖发酵、产生大量乳酸的细菌的统称。乳酸菌不但可以产生乳酸，还可以产生胞外多糖（exopolysaccharide，EPS）。乳酸菌胞外多糖可赋予发酵乳制品特殊的质构和风味，起到安全的食品添加剂的作用，广泛用于各种食品的增稠、稳定、乳化、胶凝及持水。另外，胞外多糖还具有生物活性，如免疫活性、抗肿瘤和抗溃疡，可应用于医药领域。为此，如何提高乳酸菌胞外多糖的产量，成为科学家的研究热点。目前已经报道的产生 EPS 的乳酸菌包括嗜热链球菌、嗜酸乳杆菌、干酪乳杆菌、保加利亚乳杆菌、瑞士乳杆菌、乳酸乳球菌、植物乳杆菌及肠膜明串珠菌（*Leuconostoc mesenteroides*）等。

可利用代谢工程技术对乳酸菌进行基因重组，对 EPS 生物合成途径进行代谢调控，进而提高重组菌株的 EPS 产量。据报道，采用基因工程手段和代谢工程路径向干酪乳杆菌 LC2W 菌株内导入 EPS 代谢途径中潜在的关键基因，使菌株 *nox*、*pfk*、*rfb*B 和 *gal*T 基因高表达，EPS 产量可分别提高 46.0%、20.0%、17.4% 和 19.6%。

（三）益生元与发酵

益生元制备方法包括天然原料提取法、微生物发酵法、酶水解和转化法、化学合成法、酸水解或碱转化法，其中酶水解和转化法通常用于益生元的工业化生产。

1. 低聚半乳糖酶法生产

低聚半乳糖（GOS）是一种具有天然属性的功能性低聚糖，其分子结构一般是在半乳糖或葡萄糖分子上连接 1～7 个半乳糖基，即 Gal-（Gal）$_n$-Glc/Gal(n 为 0～6）。在自然界中，动物乳汁中存在微量的 GOS，而人母乳中含量较多，婴儿体内的双歧杆菌菌群的建立很大程度上依赖母乳中的 GOS 成分。目前国际上商品化 GOS 是利用微生物酶法生产的，安全可靠，其结构与人类母乳中所含的低聚糖相似，作为功能食品配料应用广泛，纯度高的 GOS 还可应用于医药。

酶法生产低聚半乳糖，所使用的酶主要是 β-D-半乳糖苷酶。β-D-半乳糖苷酶广泛存在于动植物和细菌、霉菌和酵母等微生物内，它的主要功能是催化乳糖水解生成葡萄糖和半乳糖，该酶还具有催化半乳糖基转移活力，生成低聚半乳糖。微生物 β-D-半乳糖苷酶易于大量制备、稳定性好。另外，乳糖作为底物，来源充足、价格低廉。因此，β-D-半乳糖苷酶适合于大规模生产低聚半乳糖。目前用于生产 β-D-半乳糖苷酶的、食品级安全的微生物有脆壁酵母、乳糖酵母、黑曲霉和米曲霉等。

2. 低聚果糖酶法生产

低聚果糖，又称寡果糖或蔗果三糖族低聚糖。

低聚果糖的分子结构，是由数百个单糖，通过糖苷键与蔗糖中的果糖基结合而成的蔗果三糖、蔗果四糖和蔗果五糖的混合物。低聚果糖保留了蔗糖的黏性、水活度和保湿性。低聚果糖广泛存在于生物体内，尤其以牛蒡和洋葱中最多，干物质分别占 16.7％和 26％。由于植物中所提供的低聚果糖十分有限，在工业上普遍采取微生物发酵法生产低聚果糖。

微生物发酵法所用底物为蔗糖或淀粉，选用催化酶为果糖基转移酶。果糖基转移酶也称 β-呋喃果糖苷酶，为一种水解酶，具有转移活力及广泛的受体活性，能以蔗糖为原料，合成蔗果三糖等低聚糖。能够工业化生产果糖基转移酶的微生物很多，包括真菌和细菌。使用酵母菌产生的果糖基转移酶水解力较弱，工业上多使用其它真菌。

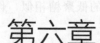

第六章

皮肤健康与微生态护肤

近几年微生态护肤热度一直在持续上涨，许多国际和国内化妆品品牌通过添加益生元、后生元等推出了"微生态护肤"的产品。雅诗兰黛全新"小棕瓶"在其产品专利中提到的酵母提取物，就是采用的二裂酵母发酵产物溶胞物。二裂酵母发酵产物溶胞物是一种细胞修护成分，可以促进细胞的更新，加快细胞的分裂和增殖，进而加快表皮老化细胞脱落，刺激基底细胞分裂，该成分安全、温和。随着生物工程技术的不断提高，"微生态护肤"将成为必然趋势。

第一节
皮肤健康与衰老

衰老（senescence）也称为老化（aging），是指生物体（包括植物、动物和人类）在其生命过程中，生长发育达到成熟期以后，随着年龄的增长其形态结构和生理功能方面出现一系列慢性、进行性、退化性的变化，导致机体适应能力、储备能力日趋下降的过程。

随着年龄增加，人体衰老是必然的，为自然规律。皮肤，不仅会随着的年龄的增加而衰老，由于直接暴露在环境中，还遭受着环境有害因素伤害，因此皮肤承受着来自内源性和外源性的双重衰老进程。

随着环境的变化以及生活节奏的加快，人们皮肤的健康状况受到影响。世界卫生组织的一项调查显示，在黄种人中，皮肤处于健康状态的不到10％，处于病态的超过20％，处于亚健康状态者高达70％。近30年，在世界范围内皮肤疾病呈显著增长趋势，抗生素、激素的滥用造成越来越多的因环境导致的皮肤病，例如湿疹、痤疮、激素皮炎、化妆品依赖性皮炎、脂溢性皮炎等。研究发现：95％的皮肤疾患都表现出了皮肤微生态失衡现象。

一、皮肤类型

正常健康的皮肤常常表现为光滑红润、细腻且富有弹性。但是由于外界各种因素及机体内多种因素的互相影响，个体皮肤油脂分泌不尽相同，这样就会使皮肤呈现出干性、油性、混合性等不同的皮肤状态，常常将皮肤分为以下几种类型。

① 干性肤质（dry skin）。干性皮肤水油含量不平衡，分为缺油型和缺水型。此类肤质较敏感，毛孔细小，易产生皱纹和发生老化，但很少出现粉刺和暗疮等。

② 中性肤质（neutral skin）。此类皮肤细腻且具有弹性，不干燥也不油腻，不易长痘和起皱纹，且不易老化，是较为理想的健康肤质，多见于青春发育期少女。

③ 油性肤质（oily Skin）。油性皮肤面部含油较多，鼻头和鼻翼两侧黑头较多，毛孔明显，皮肤粗糙且易产生粉刺痤疮，不易产生皱纹。

④ 混合性肤质（mixed skin），混合性皮肤一般容易在额头、鼻梁、脸颊两侧出现油光，额头较易出现粉刺，鼻头周围毛孔粗大，其余部分则干燥。这类肤质夏天油腻出油严重，冬天又干燥甚至脱皮。

二、皮肤衰老

皮肤衰老是一个复杂的生物学过程，主要包括内源性衰老和外源性衰老。内源性衰老是指随年龄增长皮肤的程序性自然衰老过程，皮肤外观通常表现为广泛的皱纹、皮肤干燥、变薄和脂溢性角化。外源性衰老是指皮肤受环境因素影响而引起的衰老变化，其中主要以紫外线的影响为主，因而常常被定义为光老化（photoaging）。

光老化是指长期持续紫外线照射引发的皮肤胶原纤维和弹力纤维变性、断裂和减少，黑素产生增加，皮肤出现松弛、肥厚、皱纹、毛孔扩大、色素异常、颜色晦暗等改变。引发皮肤老化的紫外线波长范围为 300～400nm。慢性光损伤引起的光老化通常发生在皮肤自然老化之前，它们具有一些共同特点：皮损分布于身体的光暴露部位，如颈项部、面部、前臂和手背等处，表现为皮革样外观、皱纹增加、皮肤弹性减弱、脆性增加和皮肤伤口愈合能力受损，这些表现主要是与真皮的变化相关，而最明显的表皮变化为色素的变化，如出现色素异常斑和色素沉着斑。

（一）皮肤衰老学说

近年来，随着现代生物学和相关学科技术的快速发展，人们对皮肤的衰老机制有了深刻认识，提出了一些新的衰老学说，例如自由基学说、端粒学说、线粒体 DNA 损伤学说等。

1. 端粒学说

端粒酶（telomerase）是一种自身携带模板的逆转录酶，由 RNA 和蛋白质组成。RNA 组分中含有一段短的模板序列与端粒 DNA 的重复序列互补，而其蛋白质组分具有逆转录酶活性，以 RNA 为模板催化端粒 DNA 的合成，将其加到端粒的 3′ 端，以维持端粒长度及功能。

1990 年 Calvin B. Harley 提出较为完备的端粒-端粒酶假说，认为正常细胞的端粒缩短到一定程度时，会启动终止细胞分裂的信号，使细胞进入死亡期，并退出细胞周期而老化。该学说的主要内容包括：①生殖细胞中含有端粒酶，端粒长度保持稳定；②正常体细胞不含端粒酶，端粒随细胞分裂逐渐缩短；③病毒癌基因使细胞寿命延长；④端粒继续缩短，细胞进入死亡期，大多数细胞慢慢死亡，少数细胞渡过死亡期后，因端粒酶被活化而选择存活，获得不死性，端粒长度保持稳定。位于染色体端部的染色粒（端粒）的长度与衰老和寿命密切相关。

2. 自由基学说

自由基（free radicals）是指任何包含未成对电子的原子或原子团。生物体系中研究的自由基通常只含单个未成对电子，如脂质自由基、脂氧自由基、羟自由基、超氧阴离子、一氧化氮和各种过氧自由基等。自由基一般具有反应性强、顺磁性和寿命短等特征。

衰老的自由基学说，最早是由 Denham Harman 于 1955 年提出的。这种学说认为，体内许多物质代谢中产生过氧化的自由基，使机体内的自由基处于不平衡状态，过量的自由基会引起机体损伤，引起不饱和脂肪酸氧化成超氧化物，形成脂褐素。氧自由基过多会破坏细胞膜及其它重要成分，使蛋白质和酶变性。当自由基引起的损伤积累超出了机体的修复能力时，将导致细胞分化状态的改变、甚至丧失，从而导致和加速衰老。

3. 线粒体 DNA 损伤学说

线粒体（mitochondrion）是真核细胞中由双层高度特化的单位膜围成的细胞器。主要功能是通过氧化磷酸化作用合成腺苷三磷酸（ATP），为细胞各种生理活动提供能量，被称作细胞的"动力工厂"。

自 1989 年 Anthony W. Linnane 等提出线粒体衰老假说以来，人们越来越关注线粒体 DNA（mtDNA）与衰老关系的研究。线粒体产生能量的能力，随年龄增加而减弱。mtDNA 易受氧化损伤，mtDNA 突变率高于核内 DNA，当足够数量的线粒体受到严重损伤后，细胞的功能严重受损，当器官有足够数量的细胞受损时这个器官的功能就会减弱。有几种老年常见病，如 II 型糖尿病、帕金森病和阿尔茨海默病，与线粒体功能减弱有关。目前，许多国家实验室已把 mtDNA 的损伤和抗损伤作为抗衰老药物的重要指标。

4. 糖基化学说

糖基化（glycosylation）是指在酶作用下非糖生物分子和糖形成共价结合的过程或反应。

糖基化衰老学说是分子水平的又一个重要的衰老学说，可称之为美拉德反应衰老学说，在 20 世纪 80 年代提出。该学说指出：糖基化造成的蛋白质的交联损伤是衰老的主要原因，由此造成的结构蛋白的硬化和功能酶（如抗氧化酶和 DNA 修复酶等）的损伤，还会造成能量供应的减少、代谢功能的降低、平衡机能的失调等老化过程。糖基化造成的蛋白质的交联硬化、逐渐变性是造成血管、肾脏、肺叶和关节提前老化的关键因素。氧化和糖基化既互相独立，又互相联系，所以 Bruce S. Kristal 和 Byung P. Yu 在 1992 年提出了自由基氧化糖基化衰老学说。自由基氧化糖基化衰老学说的提出，使得某些氧化和糖基化衰老学说单独无法解释的现象得到了很好的解答。

（二）皮肤衰老的特点

衰老的皮肤无论其病因途径如何，都表现出某些可识别的特征。随着皮肤衰老，整个表皮、真皮和皮下组织都会发生变化，呈现出皮肤结构和功能明显且巨大的变化。

1. 表皮

表皮层皮肤老化的生理老化表现为表皮层变薄，表皮变得干燥、松弛、缺乏弹性，且皱纹产生的概率增加。

表皮通透屏障是机体抵御外来病原体和污染物等有害物质的重要屏障。随着机体衰老，表皮角质形成细胞增生分化能力降低，脂质合成减少，表皮 pH 值升高，导致表皮通透屏障功能恢复速度减慢。通过对老年人皮肤进行胶带撕拉或丙酮处理后检测发现，皮肤的透皮失水率明显高于年轻人，且不易恢复。表皮细胞层厚度与表皮全层厚度随着年龄的增长呈下降趋势，角质形成细胞增大且部分角化不全，角质层结构不紧密；与此同时，随着衰老的进程，过氧化物酶体增殖物激活受体-γ（PPAR-γ）活性降低，皮脂生成减少，引起老年人皮肤干燥现象。大量研究均表明，随着机体衰老，表皮的屏障功能下降，使老年人比年轻人更容易发生皮肤疾病。因此，屏障功能的修复及脂质的分泌对抗衰老尤为重要。

2. 真皮

真皮层的构成主要是成纤维细胞，负责合成胶原蛋白、弹性蛋白、蛋白多糖和透明质酸等。衰老导致了真皮胶原蛋白和弹性蛋白合成的减少，真皮层变薄，皮肤屏障被削弱并且更容易受炎症和自由基的侵害，皮肤弹性丧失并且更容易受过敏和辐射伤害。

（1）胶原蛋白

胶原蛋白（collagen）是皮肤重要的结构成分。目前已知皮肤存在Ⅰ、Ⅲ、Ⅳ、Ⅴ、Ⅶ、ⅩⅦ 和 ⅩⅧ 型胶原蛋白。Ⅰ和Ⅲ型胶原蛋白存在于网状纤维层中。Ⅳ型胶原蛋白是基底膜的主要成分。Ⅴ型胶原蛋白存在于细胞表面，处于真皮与表皮交界处，与含有Ⅰ型胶原蛋白的组织连接。Ⅶ型胶原蛋白介导真皮与表皮的连接。ⅩⅦ 型胶原蛋白是半桥粒的主要成分。

胶原蛋白的流失是皮肤老化即皮肤密度降低的主要原因。20 岁以后皮肤中胶原蛋白含量每年以 1% 的速度减少，成纤维细胞合成胶原蛋白的能力也会随年龄的增长而下降。同时，UV 能够激活 MMPs，从而降解胶原蛋白。胶原蛋白之间交联会随年龄的增长而加剧，使得皮肤失去弹性。胶原蛋白是一种具有弹性的蛋白，胶原蛋白的回弹性取决于其共价交联程度。交联程度越大，胶原蛋白回弹性越低。胶原蛋白的糖基化、羧基化修饰导致了胶原蛋白间的交联，促进胶原蛋白的不溶性，所以在老化组织中胶原蛋白的硬度会增加，颜色更黄，最终表现为皮肤僵硬、失去弹性、不柔软，且肤色变黄、失去光泽。

（2）弹性蛋白

弹性蛋白（elastin）是弹性纤维的主要成分之一，弹性纤维由均质状的弹性蛋白和外面包绕的微原纤维壳组成。微原纤维是由一些糖蛋白构成的，为所必需的保持弹性纤维完整性的成分。在机体发育的弹性组织内，糖蛋白微原纤维是弹性蛋白附着的骨架，常先于弹性蛋白出现，对于弹性蛋白分子组装成弹性纤维具有重要的作用。弹性蛋白为一种高度交叉的水不溶性蛋白。弹性蛋白分子中非极性氨基酸（疏水性氨基酸）占95％，甘氨酸含量占总量的1/3，脯氨酸占10％，羟脯氨酸占1％，其具有抗酸、碱水解作用。弹性蛋白除断裂肽键剂外，不溶于任何溶剂，是一种在有水情况下具有延展性和低弹性模量的聚合物质。

老年人组织中弹性蛋白的生成随年龄增长而渐渐减少，但降解性增强，最后的结果是皮肤失去弹性。虽然弹性蛋白分布没有胶原蛋白广泛，但也大量存在于肺、大动脉、某些韧带、皮肤及耳郭等富含弹性的组织内。不少人认为，随着年龄的增长，在化妆品中添加胶原蛋白就可以留住肌肤的青春，其实弹性蛋白更为重要，弹性蛋白在肌肤中起到维持与承载肌肤弹性及一定韧性的作用，让肌肤可以任意伸展和卷曲。因此，大多数人认为在化妆品中添加弹性蛋白在维持肌肤弹性方面有着重要的意义。

（3）糖胺聚糖

糖胺聚糖（GAGs）是由不同数目的重复二糖单元组成的生物大分子多糖，依据构建单元不同可以分为：透明质酸（HA）、硫酸软骨素（CS）、硫酸皮肤素（DS）、肝素、硫酸乙酰肝素（HS）、硫酸角质素（KS）等。正常皮肤水化的维持归因于这些化合物，它们也被认为有助于维持盐和水的平衡。

在皮肤衰老过程中，透明质酸水平变化尤其显著。HA在人体内的含量随着年龄的增长逐渐降低，如果将人20岁体内HA的相对含量定为100％，到30岁、50岁和60岁时则分别下降为65％、45％和25％。HA的减少会导致关节炎、皮肤衰老、眼花等诸多问题。

3. 脉管系统

毛细血管是构成皮肤结构的重要部分，毛细血管的密度降低也是老化皮肤的特征之一。在一项研究中，发现老年人皮肤的静脉横截面积比年轻人皮肤减少了35％。这种血管网的减少在真皮乳头状部尤为明显，具体表现为垂直毛细血管环的消失。值得注意的是，血管减少还与血流减少、营养物质交换减少、体温调节受到抑制、皮肤表面温度降低和皮肤苍白有关。

4. 皮下组织

随着年龄的增长，面部、手背和小腿的皮下脂肪逐渐减少。在其它部位，尤其是女性的腰部和男性的腹部，脂肪会随着年龄的增长而累积。

（三）皮肤外观变化

1. 皮脂膜老化

皮脂膜由皮脂腺分泌出的皮脂、汗腺分泌的汗液，以及脱落的角质细胞崩解物组成，在微生物的作用下呈乳化状，为膜性结构。人体皮脂膜的厚度，与皮脂腺分布的密度和皮脂分泌有关，皮脂腺分布的密度越高，皮脂分泌越多，则皮脂膜越厚。完整、厚度适中的皮脂膜可以帮助皮肤维护微生态平衡，又能防止水分蒸发，让皮肤柔韧光滑，防止干裂等。如果皮脂膜不再完整，皮肤对外界刺激的感知度会变得更加敏锐。

随着机体年龄的增长，皮肤逐渐衰老，皮脂腺及汗腺的分泌功能同机体其它器官一样减弱，皮脂和汗液形成的保护膜也会相应减少。有关研究表明，在青春发育期后，无论男女，皮脂腺丰富的前额和皮脂腺较少的前臂屈侧皮脂含量都明显高于青春发育期前。与男性相比，女性在 50 岁以后，前额皮脂含量减少更为明显；大于 50 岁的男性前额皮脂含量减少，皮肤变得粗糙，并且光泽减少，皮脂膜随着年龄增长以及皮肤的衰老会越来越薄。

2. 皮肤干燥

皮肤在正常情况下，由于角质层的吸水作用及屏障功能，再加上汗腺及皮脂腺分泌的脂质的覆盖作用，水分不易流失，角质层可保持一定的含水量。引起角质层缺水而导致皮肤干燥主要有两方面的原因：一是气候寒冷干燥，相对湿度低；二是皮肤正常的吸水能力和屏障功能受到损害。

皮肤衰老常以干燥为特征，其原因主要是皮脂腺分泌减少和汗液排泄量减少。随着年龄增加，皮肤角质层水合度减低，至于衰老皮肤表现出较高的经皮水分流失（TEWL）则并没有一致的研究结果。

3. 皮肤色素沉着

皮肤色素沉着形成老年色斑，是皮肤衰老的典型表现。其形成的原因是自由基连锁反应引起细胞脂褐素过度沉积。这种色素的沉积不仅在皮肤细胞发生，在神经细胞和心肌细胞也会发生，因此脂褐素的积累成为了细胞老化最基本的特征之一。脂褐素是脂质过氧化的最终产物丙二醛与生物大分子交联形成的高聚物。丙二醛具有强烈的交联性质，能与含游离氨基的磷脂酰乙醇胺、蛋白质或核酸等生物大分子交联，形成脂褐素。脂褐素具有特殊的荧光性，难溶于水，不易被排除，所以容易在细胞内大量堆集。

4. 皮肤皱纹形成

皮肤内源性衰老又称自然老化，随时间流逝逐渐形成，产生浅表、细小的皱纹，而由长期紫外线照射为主所致的皮肤外源性衰老则表现为皮肤粗糙、松弛、深而粗的皱纹。

皱纹是皮肤衰老的主要表现之一，也是皮肤老化、缺乏水分、皮下脂肪减少、弹性下降的必然结果。引起皮肤衰老而导致皱纹产生的原因很多，其形成的主要原因是皮肤受到环境影响，形成游离自由基，自由基不仅会直接攻击胶原蛋白纤维，还会间接扰乱皮肤细胞 DNA 链的排序，进而影响皮肤合成胶原蛋白的能力，最终形成皱纹。

第二节
化妆品与皮肤微生态

《化妆品监督条例》中化妆品的定义："化妆品是指以涂擦、喷洒或其它类似的方法，散布于人体表面任何部位（皮肤、毛发、指甲、口唇等），以达到清洁、消除不良气味、护肤、美容和修饰目的的日用化学工业产品"。

化妆品的使用目的，是维护正常的皮肤生理、改善皮肤质量并减缓衰老。然而，就化妆品而言，对皮肤微生态是主要的日常外源性影响因素。随着皮肤微生态概念的提出和被重视，化妆品不但要维护和改善皮肤健康，还要兼顾皮肤上的微生物，维护皮肤微生态的稳定。

一、生物技术与化妆品

人类使用化妆品有着悠久的历史。早期的古朴化妆品，主要为天然的动植物油脂。随着工业革命的到来，乳化剂在石油开采等工业中应用，促使了现代化妆品的发展，出现了以水和油乳化技术和包裹技术为基础的化妆品。化学提取和分离技术的提高，促进了天然活性物在化妆品中的应用，大大提高了产品效果。主要研发和生产的各类植物提取物，如芦荟、茶树、海藻等提取物；动物提取物，如蜜蜂、牛奶等提取物；矿物质提取物，如海泥、海盐、冰川水等。

（一）生物技术阶段的化妆品

生物技术对化妆品行业的整体影响，源于生物技术发展对化妆品应用研究积极推动的结果，具体包括化妆品的基础研究和应用研究。

在基础研究方面，鉴于生物技术的逐步成熟和各种新型生物制剂不断涌现，科研人员开始尝试利用生物模拟或者仿生的科学方法开展皮肤和头发护理、营养和延缓衰老等领域的研究。首先是在试验方法上有明显的突破，利用各种试验仪器和生物体，科研人员已从传统的油膜和保持皮肤水分研究，发展到目前的调节皮肤组织组分及其生理功能作用的模拟方法研究。

在应用研究方面，在现代皮肤生理学研究基础上，通过逐步揭示皮肤光老化和皮肤损伤修复机理，科研人员已经可以利用现代生物技术，设计生产各种生物活性制剂，并研制出各种对皮肤修复和延缓衰老具有确实功效的功能性化妆品。确切地说，目前生物技术在化妆品应用方面主要体现在 3 个方面：首先是新的活性添加成分的筛选；其次是利用生物技术进行活性添加剂的生产；再次是利用生物技术手段实现对化妆品功效评估。

（二）生物技术原料

利用生物技术的化妆品原料，正在逐步地在化妆品行业中得到推广，这也是今后化妆品行业发展的必然趋势。

1. 透明质酸

透明质酸作为一种化妆品保湿剂得到普遍使用，是由 N-乙酰葡糖胺和糖醛酸为基础形成的杂多糖的一种，它和硫酸软骨素等组成生物体内的主要糖胺聚糖类物质。透明质酸是生物体内结缔组织中的主要构成成分，它跟细胞外液中的水分调节、创伤愈合作用、防止病毒感染、关节的润滑作用、眼的透明度的维持等关系密切。透明质酸钠作为保湿剂其保湿效果要比吡咯烷酮羧酸、山梨醇及甘油优异，作为膜形成剂其膜的强度和弹性比角蛋白、聚乙烯醇优异，对表皮的平滑作用比角蛋白、硫酸软骨素等优异。过去的医药品和高级化妆品加入的透明质酸主要从鸡冠和脐带中提取，其含量相对较少，提取的成本很高。

2. γ-亚麻酸

γ-亚麻酸（GLA）存在于哺乳动物的初乳、月见草等植物的种子油及一些藻类中，被用于新型化妆品的开发，具有美白、美肌的作用。古代美国印第安人用它作为烧伤及皮肤炎症的治疗药。中世纪欧洲的贵族也把它作为一种宫廷的万能药珍藏。经过多年的研究发现 GLA 有以下作用：①预防和治疗糖尿病、高血压、血栓症、高脂血症等老年病；②治疗和预防过敏性皮炎；③治疗和预防月经不调及痛经等；④促进皮肤健康及治疗粉刺等。但是天然来源的 GLA 量较少，不能满足需求。因此，只有依靠生物技术生产。

3. 乳酸菌培养液

乳酸菌是人体肠道的常居菌，它在保持肠道内微生态平衡、抑制有害菌的生长、维持人体健康等方面意义特别。实际上妊娠后期的母体产道处于乳酸菌的纯培养状态，无菌的胎儿全身沐浴在乳酸菌及其代谢物中，这种代谢物溶液对胎儿和母体的皮肤和黏膜的益处不言而喻，它具有促进伤口愈合、防止感染等作用。将特殊处理过的牛乳用经筛选过的好热性乳酸菌发酵，提取制成的乳酸菌培养液对皮肤具有保湿、抗氧化、光防御、皮肤 pH 值调控、防止有害菌侵入等作用。

4. 蛋白酶

蛋白酶是水解蛋白质的酶类的总称，它的种类极多，可分为动物、植物、微生物等来源。应用于化妆品的蛋白酶的作用包括：①促进老化角质层的除去（促进脱落）；②增强洗净效果；③溶解角栓，防止粉刺的形成。蛋白酶配伍用于洗面化妆品、浴用剂和香波等能增强洗净效果。上述这类化妆品的洗净对象是皮肤的污垢，包括汗液和皮脂，角质细胞来源的角蛋白，细胞分解物，环境来源的沙土和尘埃，微生物及其代谢物等。这类污垢的成分与通常衣服上的污垢存在差异，即其中的蛋白质含量较高。

目前，国外应用较普遍的是蛋白酶加在不含水的粉末制剂化妆品中，如粉末洗面化妆品、粉末浴用剂、粉末香波等。也有产品将粉末状酶制剂和配套化妆液分开包装，顾客购买后自行配制。另外也有公司投入力量对酶制剂进行微胶囊化、固定化等处理，以解决稳定性问题。

5. 天然高分子

胶原蛋白是皮肤、血管、腱、骨和齿等组织中含有的纤维状蛋白质，在人体中约占总蛋白质的 1/3。胶原蛋白与机体的支持和保护、细胞间隙和细胞基质的形成及各种细胞的增殖和功能的实现关系十分密切。胶原蛋白是由三股分子量为 10 万（氨基酸数为 1000 个）的多肽链形成的，长 3000Å（Å＝1×10^{-10}m），直径 15Å，分子量约 30 万的棒状分子。异体胶原蛋白的抗原性的存在主要是由于胶原蛋白分子末端的端肽，因此胶原蛋白在化妆品中添加时，应进行特殊的处理，使形成一种水凝胶。化妆品中胶原蛋白浓度达到 0.01% 时，即能供给皮肤所需要的全面水分。含有胶原蛋白的膏体涂布皮肤后能有效改善表皮和真皮的结构，促进皮肤内部胶原蛋白的合成，活化真皮组织等。胶原蛋白的来源包括人胎盘、牛皮、海产动物等。

另一种重要的蛋白高分子是弹性蛋白，弹性蛋白存在于胶原蛋白的结合点处，和组织的伸缩性有关，在经常伸缩的部位（如颈部）含量较多。随着年龄的增长，弹性蛋白的含量急剧下降，通常的弹性蛋白是不溶于水的，应用于化妆品的弹性蛋白必须经过化学处理使之可溶于水。由于弹性蛋白中含有荧光物质，可溶性弹性蛋白呈浅黄色，可用于膏剂或水剂状皮肤用化妆品，也可用于香波或柔发剂等发用化妆品。使用弹性蛋白的化妆品可增加皮肤的弹性和柔润性，减轻色素的沉积，改善受损头发的结构等。

6. 其它

利用生物技术生产的化妆品原料，除上述提到的物质外还有许多，例如利用植物细胞培养技术大规模生产的紫根色素，利用酶工程生产的红花素、β-环糊精，利用发酵技术生产的糖脂类物质，等等。

二、微生态技术与化妆品

当前化妆品行业提出微生态护肤概念，其实是将护肤用益生菌制剂应用于日常护理产品中。这类生态制剂不仅可以调节人体的皮肤微生态平衡，还可以达到改善皮肤状态、延缓衰老等功效。外用生态制剂，主要有益生菌、益生元和后生元等。益生元能够改善皮肤菌群的多样性，调控菌群生长，修复皮肤屏障，在化妆品中的应用比较广泛。与食品中直接添加益生菌不同，化妆品中不能直接用活菌，而是将灭活的益生菌菌剂用于产品中发挥平衡皮肤微生态的作用。后生元可调节微生物-微生物之间、微生物-皮肤之间的信息交流，为共生菌群提供理想的生存环境，并可激发和促进皮肤应答反应。

（一）益生元和后生元在化妆品中的应用

当前微生态护肤，主要通过以下 2 种方式来实现。①外用益生元。益生元大多为低聚糖类物质，不仅具有良好的保湿、润肤作用，还能促进共生菌的繁殖和生长，有利于皮肤健康。②外用后生元。后生元为具有多种活性的一群低分子量分子，不仅可以为皮肤提供营养，还可以刺激周围组织细胞、微生物菌群的基因表达，促进皮肤免疫系统的成熟和稳态，保障皮肤屏障的紧密性和皮肤生态系统的稳态。

通过培养痤疮丙酸杆菌获得其上清液中的丙酸盐，可将其作为激活老年人皮脂腺的活性物，来进行抗衰老产品的开发。通过研究皮肤表面的凝固酶阴性葡萄球菌（CONS）发现，筛选并运用促进凝固酶阴性葡萄球菌增加的成分，可以显著提升皮肤抗菌肽、外周蛋白和丝聚蛋白 mRNA 的表达，从而增强皮肤屏障。未来，随着皮肤微生态研究的逐渐深入，将会有更加有效的、针对性更强的微生态功效性护肤原料及产品得到开发，它们将从微生态角度发挥不同的护肤功效，促进皮肤微生态护肤的科学发展。

（二）常见微生态制剂

微生态制剂由非致病的细菌和益生元组成，能够调节人体或动物体的微生态平衡，其原理是基于微生态学的相关理论，主要作用包括：促进有益菌的生长，抑制有害菌的生长，激活机体免疫反应，恢复微生态平衡，从而达到治疗疾病的作用。微生态制剂利用微生物之间的相互拮抗、互生和共生关系以及这些微生物所具有的产酸、降解蛋白质、分解糖和脂肪等功能而达到抑制病原微生物的作用。

微生态制剂多种多样，分类方法也不尽相同。由于人体内肠道微生物含量最多，故一般微生态制剂主要应用于肠道，按此可分为三大类：益生菌、益生元、合生元。用于肠道的微生态制剂（见表 6-1），在化妆品中使用时，必须依据《化妆品已使用原料目录》使用。

表 6-1　常见的微生物制剂

名称	主要成分
双歧杆菌活菌	双歧杆菌
双歧杆菌三联活菌	双歧杆菌、嗜酸乳杆菌、粪链球菌
双歧杆菌乳酸杆菌三联活菌	长型双歧杆菌、乳酸杆菌、嗜热链球菌
双歧杆菌四联活菌	婴儿双歧杆菌、嗜酸乳杆菌、粪肠球菌、蜡样芽孢杆菌
枯草杆菌二联活菌	屎肠球菌、枯草杆菌
布拉氏酵母菌	布拉氏酵母菌
地衣芽孢杆菌活菌	地衣芽孢杆菌
酪酸梭菌活菌	酪酸梭状芽孢杆菌
酪酸梭菌二联活菌	酪酸梭状芽孢杆菌、婴儿双歧杆菌
酪酸梭菌肠球菌三联活菌	乳酸杆菌、酪酸梭菌、糖化菌
复方嗜酸乳杆菌	中国株嗜酸乳杆菌、日本株嗜酸乳杆菌、粪链球菌、枯草杆菌
乳酶生	乳酶生

三、维护皮肤微生态

在当前的科学认知情况下，化妆品作为影响皮肤微生物菌群的外界因素之一，在产品开发时需要进行综合考虑，例如产品的清洁力、产品酸碱度的控制、防腐体系的构建、益生菌裂解物或益生元的应用等，不仅要完成化妆品所必需的性能，还要兼顾有利于皮肤微生态平衡。

（一）维护皮肤微生态平衡

正常的皮肤微生物与宿主形成了相互的依赖关系，并构成了一个和谐、平衡的生态系统，对维持皮肤的生理功能起着重要作用。在内外有害因素的作用下，如对皮肤过度清洁、不合理护肤、过度阳光照射、工作紧张或不合理作息等，均会引起皮肤微生态的失衡，并导致皮肤亚健康状态形成。微生态护肤产品中，益生元或后生元等为平衡微生态成分，透明质酸钠、海藻糖等为保湿成分，神经酰胺、泛醇等为修复成分，益生菌裂解物或益生菌发酵物的应用能够有效地整体提升皮肤屏障，维护皮肤微生物菌群赖以生存的微环境。

（二）更温和的原料和防腐体系

鉴于对皮肤微生态的维护，在配方开发时，除了外用添加一些有益于皮肤微生态的功效性原料外，化妆品的基质原料的选择也很重要。在设计产品配方时要特别注意，一些化妆品原料本身就会对皮肤微生态的菌群产生一定的影响。润肤剂的选择尤为重要，使用含有抗氧化和针对性的抑菌成分的润肤剂，可能会增加特应性皮炎中微生物组的多样性。

产品需构建温和且有效的防腐体系。研究表明在可以抑制金黄色葡萄球菌和大肠杆菌的浓度下，苯氧乙醇和羟苯甲酯对皮肤常居细菌的影响最小。在微生态护肤配方中 0.50%～1.00% 的 1,2-戊二醇在 24h 内对 5 种皮肤常居菌未表现出任何抑制作用，当浓度提高到 2.00% 时，作用 6h 后对痤疮丙酸杆菌出现明显的抑制作用。因此，在选择配方体系时，既要考虑防腐体系的浓度，也要考虑到其对皮肤表面的微生态的影响。

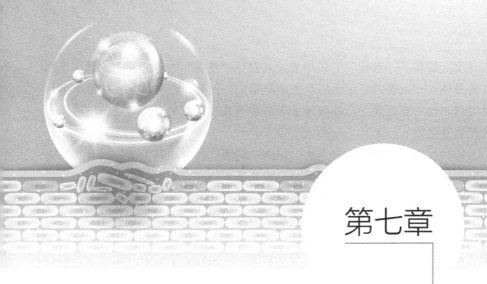

第七章

皮肤微生态研究展望

　　"我们生活在充满微生物的环境中，但这些微生物中只有少数成为皮肤表面的居民。这些常居微生物与皮肤构成了一个复杂的生态系统。" 21 世纪初用 16S rRNA 测序对皮肤上的微生物进行了鉴定，诠释了皮肤微生物的特征，发现皮肤微生物菌群的分布和多样性个体之间差异很大。

第一节
对皮肤微生态的认识，使皮肤问题复杂化

　　自皮肤科学诞生以来，对皮肤的认识经历了外观整体观察、组织学、生物化学、分子生物学以及当前的基因组学、代谢组学等，已从简单的生理功能认识到对机体调节功能的认识。

　　在整个人类进化史中，人们与无数微生物共存。微生物与人类之间长期的相互影响，导致现代人类与微生物基因组整合，构成了一个超有机体。

一、人体微生态将改变对健康的认识

　　爱因斯坦曾经说过："我评定一个人的真正价值只有一个标准，即看他在

多大程度上摆脱了'自我'。"多年来，人们对"自我"的传统看法局限于我们自己的身体——由基因组编码的真核细胞组成。然而，在组学技术和系统生物学的时代，这一观点现在已经超越了人们自身核心存在的传统局限，还包括人们的常居微生物。

人体微生物是指人体内微生物（细菌、病毒、真菌和原生生物）及其基因的完整组成部分，是人类的组成部分。在几千年的进化史中，人体微生物与数百万个微器官共存，人体是其基因组整合的结果。人体微生物影响免疫系统的发育、成熟和调节。据报道微生物细胞的数量与人类细胞的比例为 10∶1。与细菌相比，真菌菌群（真菌微生物组）在人类微生物序列中所占比例较小，大多数只能通过非培养技术检测到，尽管如此，它仍然是人类微生物组的重要组成部分。病毒组也是这个复杂微生物群的一部分，它们参与水平基因交换，有助于对环境变化和细菌进化做出快速反应。人类进化可以被认为是基因整合的结果，微生物与人体构成了一个超有机体（superorganism），见图 7-1。

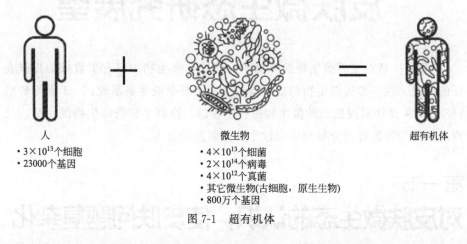

人
·3×10^{13}个细胞
·23000个基因

微生物
·4×10^{13}个细菌
·2×10^{14}个病毒
·4×10^{12}个真菌
·其它微生物(古细胞，原生生物)
·800万个基因

超有机体

图 7-1　超有机体

微生物为宿主提供了远远超出自身生理能力范围的代谢功能，为此人体被认为是一个超有机体（是一个由人类和微生物细胞组成的公共体），所有这些细胞都为集体的利益而工作。

超有机体概念的提出，不仅可以进一步揭示目前科学和技术还没有能够解释的生命现象，还可为目前认识的疾病治疗开辟崭新的路径。人们对肠道菌群研究起步比较早，认识较为深刻，肠道菌群与系统性疾病有着密切联系，影响着人类的健康和行为表现。益生菌、益生元等在某些疾病中的应用，证明了菌群对机体健康的重要性，改变了人们对躯体疾病的传统认识。合理使用益生菌、益生元、合生元以及后生元等，可从生态学的角度解决机体健康问题，预防和治疗基础病或常见病。

二、微生态与皮肤健康

与肠道微生态与机体健康的关系研究相比，微生态与皮肤健康的关系研究起步比较晚，目前皮肤微生态已经成为研究热点，拉开了研究皮肤微生态与皮肤以及机体健康之间关系的序幕，研究成果将会改变人们对皮肤疾病、亚健康和健康的认识。

皮肤与胃肠道的环境不同，相对于肠道生态环境，皮肤的生态环境属于干燥、多变的环境，有充足的氧，但营养相对缺乏。健康个体皮肤微生物的确切组成尚不清楚，但与肠道类似，微生物组成呈现个体差异，并取决于诸多影响因素，例如分娩方式、性别、卫生习惯、季节和地理环境等。为此，皮肤微生态要比肠道微生态复杂得多。皮肤微生物与其宿主免疫功能之间存在着很强的共生关系，微生态的失调或失衡，以及其它影响表面微生物菌群的因素都可影响角质形成细胞的调节和内稳态以及皮肤屏障功能。这种共生的紧密关系包括：调节病原体识别、屏障功能、宿主免疫反应和皮肤病的演变。葡萄球菌是人类皮肤上常见的常居菌，因此人们对其失调的相关性和影响以及这种失调对皮肤功能的影响进行了广泛的研究。目前人们已经充分认识到皮肤疾病（如脓疱病、特应性皮炎、寻常痤疮、银屑病、酒渣鼻、真菌性皮肤病等）与皮肤葡萄球菌菌群失调之间的关系。

人们对皮肤中存在下丘脑-垂体-肾上腺轴已经不陌生。皮肤细胞制造和代谢类固醇激素、肽类神经激素和神经递质，其中一些通过汗液和皮脂进一步传播。当与皮肤微生物接触时，它们会影响毒力、生长和黏附。有实验研究表明，心理应激引起的局部 P 物质（与湿疹、痤疮和屏障功能障碍有关）的产生增加与皮肤微生物菌群变化之间存在关系。这种影响并不是完全以从大脑到皮肤的单向方式介导的，研究认为表皮角质形成细胞为感觉系统的最前沿细胞，表明它们通过产生多种激素和神经递质来影响全身状态甚至情绪。这包括通过局部下丘脑-垂体-肾上腺轴的元件产生糖皮质激素的能力，除了机械应力、温度和化学刺激的传感器外，它还是一个独立的类固醇生成器官。皮肤皮质醇的产生受到应激源的刺激（例如，干燥和屏障破坏），这种作用可能是通过激活炎症细胞因子（如 IL-1β）而发生的，从而影响皮肤微生物菌群的分布，引起皮肤生态学变化，具有全身意义。

为此，皮肤作为超有机体的一个组成部分，皮肤疾病同样复杂。对于皮肤病的治疗和健康护理显得比以往要复杂得多，除减少或避免使用抗生素，合理使用益生菌、益生元、合生元以及后生元等，心理行为健康对皮肤健康的干预将成为一个重要组成部分。

第二节
皮肤微生物菌群与皮肤健康诊断

皮肤疾病的诊断经历了临床观察、活检、表面菌群培养等技术方法。随着科学技术的进步，基因组学、蛋白质组学和代谢组学技术的发展，皮肤微生物组学方法将在皮肤健康和疾病诊断中得到应用。

一、皮肤微生物菌群作为"菌群指纹"

最近的研究表明，皮肤相关微生物菌群具有惊人的多样性，在特定皮肤位置的细菌菌群组成具有高度的个体间变异性。例如，手掌表面只有13％的细菌在任何两个个体之间共享，而在其它皮肤部位也观察到类似程度的人际差异。此外，随着时间的推移，皮肤细菌菌群相对稳定，如手掌表面细菌菌群在洗手后数小时内恢复；而且，平均而言，菌群组成中的人际差异超过了个体内部的时间差异，即使是在间隔数月取样的情况下这种差异依然存在。鉴于个体似乎拥有个人独特的、暂时稳定的皮肤相关细菌菌群，人们尝试着使用这些细菌作为法医鉴定的"指纹"，学术界也称之为"菌群指纹"。

微生物鉴定是法医学中一个新兴的研究领域，现已被纳入"微生物鉴定学"的扩展定义，其主要任务是通过分析涉案人员的微生物（即：细菌、真菌或病毒）结构特征，收集证据。最近的研究表明，个体在其微生物菌群中表现出高度个性化的微生物特征，这些微生物特征被认为具有潜在的法医效用，可以识别或将个人与犯罪活动联系起来。事实上，细胞核DNA（nDNA）分析技术目前正用于这一法医学目的，并被认为是人类鉴定行业的金标准。然而，当从犯罪现场或证据物中提取的nDNA数量少或质量差时，微生物分析可以补充现有技术。

人体微生物菌群已从身体多个部位取样，包括皮肤、肠道、口腔、上呼吸道、耻骨区、头发，甚至眼结膜等。法医微生物组样品也可能涉及其它生物样品基质，包括体液（如唾液、阴道分泌物等）。

二、皮肤微生物菌群在疾病预防中的应用

在基因组学技术之前，通过传统凝胶平板法就已经能够识别皮肤疾病与微

生物菌群失调之间的关系。随着经济发展和科学技术的进步，人们不再满足于诊断和治疗疾病的水平，而开始追求"治未病"。在发展为疾病之前，如何维护健康和预防疾病的发生，依然是现阶段工作的重点。

在预防医学中，通过流行病学调查，识别危害因素、评价危害因素、调查危害因素的暴露水平以及揭示其剂量-效应关系，给出危险度，划分出易感人群。在近代史上，预防医学对人类健康做出了突出贡献。

微生物菌群指纹概念的提出以及应用，在预防医学中将扮演积极的角色。

全球人类微生物菌群项目的一个关键目标，就是根据人类微生物菌群对宿主状态进行分类和预测。基于微生物菌群的疾病状态分类的研究，已在多个研究中进行了测试，例如牙龈炎菌斑、肥胖症、糖尿病和肝硬化等的粪便样本。但是，如何预测这些疾病在健康人群中的发生、发展和预后，却很少有研究报道。一种解释是，很少有实验设计同时考虑疾病发展过程中微生物菌群的时空变化。在时间尺度上，微生物菌群随着宿主年龄的增长而变化，其多样性和组成可能会因宿主发育特定阶段的特定生理、饮食和环境暴露而发生实质性变化。例如，正常衰老过程中口腔微生物菌群的变化。另一方面，在空间尺度上，来自不同物理生态位的微生物菌落在菌群结构上可能存在很大差异。

儿童早期龋病（early childhood caries，ECC）是儿童最常见的口腔疾病。它影响到全世界大约一半的儿童，并造成巨大的社会代价。ECC导致牙釉质和牙本质持续脱矿，感染可从患牙扩散到周围软组织，在高度进展的病例中导致肿胀和炎症。一旦发病，对牙齿的损害是不可逆转的，儿童患者在其整个生命周期中将继续遭受更高的新病变风险，甚至牙齿脱落。

长期以来，变形链球菌一直被视为导致龋齿的特异性病原体。基因组学研究证明，龋齿和无龋齿宿主之间的微生物菌群结构存在显著差异，这支持了生态菌斑假说。因此，目前的观点是，在ECC中环境扰动改变了口腔微生物菌群的平衡，并最终导致致龋细菌占优势，引起牙齿组织持续脱矿。我国学者设计了一项横向和纵向相结合的研究，以检验如何利用微生物菌群的时空变化来建立人类慢性感染的预测模型。在50名儿童的队列中跟踪了2年牙龈上菌斑和唾液两个不同生态位的口腔微生物菌群的时间变化，代表了ECC发展的三种最常见情况：保持健康模式、龋齿发病模式和龋齿进展模式。采用生态学建模技术，分析微生物菌群在ECC进展中的作用，将其与牙龈炎发展中的作用进行比较，探讨微生物菌群在ECC诊断和预防中的预测价值。通过多年努力，建立了一个以龋齿微生物为指标的模型，以70%的准确率从健康样本中诊断ECC，并以81%的准确率预测临床上认为健康的样本的未来ECC。

三、皮肤微生物组学在皮肤病预防中的应用

皮肤是机体与环境接触的界面，不仅受随着年龄增加机体衰老的影响，还受到外界环境的直接影响。皮肤病的多样性远远高于其它系统疾病，皮肤病发生和发展不仅给机体带来痛苦，也严重地影响个体的心理健康。

与系统性疾病一样，如何预防和治疗皮肤疾病有着传统的方法。但是，对某些皮肤疾病发病前的预测，研究依然较少。

特应性皮炎（AD）是一种常见的发炎性皮肤病，始于生命早期，属于屏障性疾病，伴有微生物菌群的紊乱。已确定的是 AD 发生通常与低多样性皮肤微生物菌群和金黄色葡萄球菌优势有关。尽管已经知道 AD 与皮肤菌群失调有关，但是否可以通过菌群的变化预测潜在 AD 发病的健康者不远的将来会发病，一直是科学家要努力解决的问题。国外学者随机选取 50 名婴儿，进行纵向队列研究，所有婴儿在出生时以及 2 个月、6 个月、12 个月和 24 个月大时进行评估。评估包括父母问卷调查和身体检查。在 2 个月、6 个月和 12 个月时进行的问卷调查中包括针对 AD 的筛选问题。AD 由经验丰富的医护人员使用英国工作组诊断标准进行诊断（6 个月、12 个月和 24 个月）。诺丁汉湿疹严重程度评分（Nottingham Eczema Severity Score）用于评估 12 个月时的 AD 严重程度。对肘窝、腘窝、鼻尖和脸颊 4 个皮肤部位进行微生物组取样。直接从临床样本中进行了细菌 16S rRNA 测序和分析。研究结束时，确定了 10 名患有 AD 的婴儿，并将其与随机选择的 10 名没有患 AD 的对照婴儿进行了比较。研究显示，随着时间的推移，细菌菌群结构和多样性发生了变化，这表明年龄对婴儿的皮肤微生物菌群有很大影响。与已确定的 AD 不同，这些患有 AD 的婴儿，在患病前或患病后没有明显的菌群紊乱，也没有金黄色葡萄球菌的定植。在比较 12 个月患者和对照受试者时，12 个月时受影响的婴儿中共生葡萄球菌的数量明显较少，提示该属菌群可能对 AD 的后期发展具有保护作用。该研究并没有得到可以早期预判特应性皮肤发生、发展以及预后的预测模型。

痤疮特别是寻常型痤疮，是一种与内分泌相关的感染性皮肤疾病。多年来，有关痤疮的发病机制，多归因于痤疮丙酸杆菌、皮脂腺和毛囊角质形成细胞，这三者被认为是参与痤疮发展的核心因素。近来通过 16S rRNA 检测痤疮受试者的微生物菌落样本，显示变形菌门（Proteobacteria）和厚壁菌门（Firmicutes）过多，放线菌门（Actinobacteria）数量不足。粉刺、丘疹和脓疱表面的葡萄球菌比无皮损皮肤上的葡萄球菌多（均具有显著性差异 $p <$

0.01），随着痤疮的严重程度，其比例显著增加。为此，有关痤疮与微生物菌落的关系，有待进一步审视。由于痤疮是严重影响青少年皮肤和心理健康的疾病，很有必要采用生态学建模技术，分析微生物菌群在痤疮发生、发展过程中的作用，以及探讨微生物菌群在痤疮诊断和预防中的预测价值。

四、皮肤微生物组学指纹预测模型的机遇和挑战

微生物分析的潜在效用和优势，给皮肤和系统性疾病的诊断，特别是早期诊断带来机遇。但是，微生物菌群受许多因素的影响，存在着很大的不稳定性以及方法学上的局限性。

（一）机遇

① 人类皮肤微生物组存在个体差异，不同部位微生物菌群分布具有特异性；

② 与人类体细胞相比，人类相关微生物菌群的丰度很高，而且可能比人类 DNA 更容易获得皮肤健康相关信息；

③ 人类皮肤微生物特征分析可以与传统检测手段结合；

④ 采集样本量小，便捷。

（二）挑战

① 皮肤暴露在环境中，皮肤微生物菌群受天气、工作或生活场所、昼夜、季节、区域等影响；

② 皮肤微生物菌群不仅与躯体免疫系统相关，还受系统下丘脑-垂体-肾上腺轴和皮肤自身下丘脑-垂体-肾上腺轴的影响；

③ 虽然检测皮肤微生物菌群的技术已经成熟，但还没有普及，测试具有较高的经济费用。

第三节
皮肤微生态与科学护肤

皮肤微生态是研究皮肤微生物菌群与皮肤健康的关系的一门学科。皮肤微生态研究的兴起和发展，将促进化妆品行业发展，甚至带来一场革命。

一、皮肤微生态化妆品概念

从化妆品定义中，看不出化妆品与皮肤微生物菌群之间的关系。其实，绝大多数化妆品产品中或多或少均含有防腐剂，并且是广谱防腐剂，对皮肤微生物菌群是不友好的。近几十年以来，过敏性疾病（如哮喘、特应性皮炎、敏感皮肤）的增加，许多专家归因于抗生素的应用、环境污染、生物多样性减少等。随着化妆品行业的兴起，化妆品得到普及，给人们带来了美丽和健康，同时对于化妆品的过度使用、不当使用，导致防腐剂叠加，给皮肤微生物菌群带来了极大伤害，久而久之，导致皮肤损伤和微生态紊乱，使得皮肤对外源性物质反应敏感性增加。

随着皮肤微生态研究的深入以及对微生态知识的普及，一些化妆品品牌打出微生态护肤概念，消费者也逐渐接受。但是，国际、国内并没有微生态化妆品的定义。鉴于皮肤微生态的科学知识和市场上微生态护肤的产品开发理念，皮肤微生态化妆品的定义应当有狭义和广义之分。①狭义微生态化妆品，是指使用微生物来源的原料，如裂解物、溶胞物以及益生元等，作为功能性原料用于护肤品，以改善皮肤健康状态。②广义微生态化妆品，是在狭义微生态化妆品概念的基础上，使产品配方结构能够维护皮肤微生态平衡，或最大程度地不伤害皮肤微生态平衡，扶正已经失衡的皮肤微生态。

微生态化妆品在概念上分为狭义和广义，将有利于推进整体观护肤理念，并能够从"治未病"角度出发，积极推进美丽健康事业。

二、皮肤益生菌和益生元的认识

将益生菌裂解物应用到化妆品中，是无可非议的，并且是一种友好的创意。不论是微生物细胞，还是植物和动物细胞，其组成物质具有同源性。由于生长环境的差异，微生物所富集的活性物质有多有少，选择活性成分高、对肌肤有积极作用的微生物（尤其益生菌）裂解物，对皮肤健康或延缓衰老具有重要意义。益生元为"好"微生物（即益生菌）的食物，多数为低聚糖，对皮肤具有保湿、抗氧化作用，是保持皮肤健康和延缓衰老的有益物质。

但是，真正意义上的皮肤表面上的益生菌或皮肤表面益生菌的益生元，并没有被科学定义和验证。

为什么肠道益生菌或益生元不能成为皮肤表面的益生菌或益生元呢？其实，人体的不同部位具有不同菌群分布，尤其是肠道菌群和皮肤表面菌群具有较大差异。一方面是菌群生存环境差异。肠道是一个封闭、温湿的环境，酸碱度接近中性，含氧量较少，多为厌氧菌；而皮肤表面是直接与环境大气接触的界面，相对干燥，酸碱度偏酸，含氧量丰富，多为好氧菌或兼性厌氧菌。另一方面是菌群食物的差异。肠道菌群多以水溶性物质为食物，而皮肤表面则有庞大的嗜脂性菌群。

因此，肠道益生菌和益生元不可以随意冠名为皮肤益生菌和益生元。随着皮肤微生态研究的深入，相信不远的将来真正意义上的皮肤益生菌和益生元将被定义和验证。真正意义上的皮肤益生菌和益生元的出现，或许会给化妆品行业带来真正意义的革命。

三、皮肤-肠道-大脑轴为内服外用提供理论依据

皮肤微生态旨在研究皮肤微生物菌群与皮肤营养、免疫等相互作用的关系，也可以作为研究化妆品对皮肤调节的科学基础，还可用于制定化妆品产品开发指导方针。采用微生物组学技术手段探索和研究皮肤-肠道-大脑的关系，为人类的美丽健康事业打开了另一扇门。

几个世纪以来，中医强调内养外修，将肠道的重要性与整体美丽健康联系起来。现在，通过基因组学，人们开始注意到皮肤和肠道之间的相互作用，以及它们各自的微生物及其与健康、平衡的免疫系统的联系。中医强调了情绪健康的重要性，陈述了情绪健康与其它器官健康的联系。现代科学将皮肤-肠道-大脑联系在一起，为口服外用、内养外修提供了科学理论依据。

参 考 文 献

[1] Stacy A, Belkaid Y. Microbial guardians of skin health [J]. Science, 2019, 363 (6424): 227-228.

[2] 应时，全哲学. 人体皮肤微生物菌落研究进展 [J]. 微生物与感染，2013，8 (3): 166-173.

[3] Sanford J A, Gallo R L. Functions of the skin microbiota in health and disease [J]. Semin Immunol. 2013, 25 (5): 370-377.

[4] 林颖，罗海敏，郑敏玲，等. 特应性皮炎的皮肤微生态和微生物组学研究进展 [J]. 中华微生物学和免疫学杂志，2020，10: 25-30.

[5] Marples M J. Normal flora of human [J]. Br J Dermatol, 1969, 81 (Suppl 1): 2-13.

[6] 孙琦. 皮肤微生物组对强化皮肤屏障的作用 [J]. 生物化工，2017，3 (6): 116-117.

[7] Young V B. The role of the microbiome in human health and disease [J]. BMJ. 2017, 356: 831.

[8] Seite S, Misery L. Skin sensitivity and skin microbiota: Is there a link? [J]. Exp Dermatol, 2018, 27 (9): 1061-1064.

[9] 郭明权，郭晓奎. 人体皮肤微生态及其与皮肤病的关系 [J]. 皮肤科学通报，2019，36 (4): 436-443.

[10] 吴晓初. 皮肤微生物学：常居菌、生态学、感染 [J]. 国外医学（皮肤病学分册），1990 (6): 348-352.

[11] 姜春鹏. 皮肤微生物菌落及皮肤健康关系研究进展 [J]. 日用化学品科学，2019，42 (1): 43-46.

[12] 吴哲，姚志荣. 几种婴儿常见皮肤病的皮肤微生态研究进展 [J]. 中国麻风皮肤病杂志，2020，36 (3): 185-188.

[13] 翟婉芳，唐先发，杨森. 皮肤微生物多样性与相关疾病研究进展 [J]. 中国麻风皮肤病杂志，2018，34 (4): 241-245.

[14] Shu S A, Yuen A W, Woo E, et al. Microbiota and food allergy [J]. Clin Rev Allergy Immunol, 2019, 57 (1): 83-97.

[15] 朱纹懿，刘金菊，李艳，等. 微生物与痤疮发病的研究进展 [J]. 皮肤病与性病，2017，39 (5): 332-335.

[16] 熊德鑫，祝小枫，盛志勇. 痤疮皮损区皮肤菌群的研究 [J]. 中国微生态学杂志，1994，9: 11-14.

[17] 白洁，顾威，王真子，等. 痤疮皮损内菌群的分离与研究 [J]. 中国微生态学杂志，2005 (6): 473.

[18] 曹珂，侯霄枭，鞠强. 毛囊皮脂腺微生态与痤疮 [J]. 实用皮肤病学杂志. 2019, 12 (2): 94-97.

[19] 房立亚，洪文茜，张家瑜，等. 痤疮与微生物相关性研究 [J]. 皮肤病与性病，2020，42 (3): 335-338.

[20] Li C, You Z, Lin Y, et al. Skin microbiome differences relate to the grade of acne vulgaris [J]. J Dermatol, 2019, 46 (9): 787-790.

[21] Daniel K, Hsua A, Funga C. Role of skin and gut microbiota in the pathogenesis of psoriasis, an inflammatory skin disease [J]. Medicine in Microecology, 2020, 4: 100016.

[22] 王茜，高莹，张高磊，等. 皮肤微生态与特应性皮炎 [J]. 临床皮肤科杂志，2018，47 (10):

686-690.

[23] Mondon P，Ringenbach C，Doridot E，et al. Reinforcement of barrier function and scalp homeostasis by Senkyunolide A to fight against dandruff［J］. Int J Cosmet Sci，2017，39（6）：617-621.

[24] 王丽，周起，朱雅新，等.头皮微生物多样性与去头屑活性成分研究进展［J］.微生物学通报，2019，46（10）：2772-2780.

[25] James A G，Austin C J，Cox D S，et al. Microbiological and biochemical origins of human axillary odour［J］. FEMS Microbiol Ecol，2013，83：527-540.

[26] Polkowska-Pruszyńska B，Gerkowicz A，Krasowska D. The gut microbiome alterations in allergic and inflammatory skin［J］. J Eur Acad Dermatol Venereol，2020，34（3）：455-464.

[27] 肖静秋，冯大鹏，王永慧，等.中药外用治疗寻常型痤疮研究进展［J］.新中医，2017，49（10）：146-148.

[28] 吴辛刚，鲍华烨，洪为松，等.白癜风患者肠道微生物菌落特征研究［J］.中华医学美学美容杂志，2020，26（3）：242-245.

[29] 陈柳伊，弓明燕，陈泽林.对肠 脑-皮轴及其与中医联系的思考［J］.中华中医药杂志，2019，34（1）：275-277.

[30] 彭琛，陈文娟，于宁，等.银屑病皮肤及肠道微生态研究进展［J］.中华皮肤科杂志，2019（02）：135-137.

[31] 赵惠娟，姜薇.人类肠道微生物菌落和皮肤疾病［J］.临床皮肤科杂志，2016，45（05）：397-399.

[32] Ellis S R，Nguyen M，Vaughn A R，et al. The Skin and gut microbiome and its role in common dermatologic conditions［J］. Microorganisms，2019，7（11）：110-119.

[33] 王晓萌，张玉环，张理涛.肠-脑-皮肤轴与特应性皮炎［J］.中国中西医结合皮肤性病学杂志，2018，17（1）：83-86.

[34] 吴玥，朱小芳，黄莺.基于肠-脑-皮轴理论探讨从心脾论治痤疮［J］.四川中医.2020，436（03）：39-41.

[35] Gill H S，Rutherfurd K J. Viability and dose-response studies on the effects of the immunoenhancing lactic acid bacterium Lactobacillus rhamnosus in mice［J］. British Journal of Nutrition，2001，86（2）：285-289.

[36] Lin M Y，Yen C L. Antioxidative ability of lactic acid bacteria［J］.Journal of Agricultural and Food Chemistry，1999，47（4）：1460-1466.

[37] Kullisaar T，Zilmer M，Mikelsaar M，et al. Two antioxidative lactobacilli strains as promising probiotics［J］. International Journal of Food Microbiology，2002，72（3）：215-224.

[38] Endo H. Butyrate-producing probiotics reduce nonalcoholic fatty liver disease progression in rats：new insight into the probiotics for the gut-liver axis［J］. PLoS ONE，2013，8（5）：121-129.

[39] Tao Yun，et al. Soluble factors from Lactobacillus GG activate MAPKs and induce cytoprotective heat shock proteins in intestinal epithelial cells［J］. AJP-Cell Physiology，2006，290（4）：1018-1030.

[40] Seth A. Probiotics ameliorate the hydrogen peroxide-induced epithelial barrier disruption by a PKC-

and MAP kinase-dependent mechanism [J]. AJP-Gastrointestinal and Liver Physiology, 2008, 294 (4): 1060-1069.

[41]　Majamaa H, Isolauri E. Probiotics: a novel approach in the management of food allergy [J]. Journal of Allergy and Clinical Immunology, 1997, 99 (2): 179-185.

[42]　Samuli R. Specific probiotics in enhancing maturation of IgA responses in formula-fed infants [J]. Pediatric Research, 2006, 60 (2): 221-224.

[43]　Kazuhiro H. Effects of administration of bifidobacteria on fecal microflora and clinic symptoms in infants with atopic dermatitis [J]. Allergology International, 2003, 52 (1): 20-30.

[44]　Kirjavainen P V. Probiotic bacteria in the management of atopic disease: underscoring the importance of viability [J]. Journal of Pediatric Gastroenterology & Nutrition, 2003, 36 (2): 223-227.

[45]　Rosenfeldt V. Effect of probiotic Lactobacillus strains in children with atopic dermatitis [J]. Journal of Allergy and Clinical Immunology, 2003, 111 (2): 389-395.

[46]　Emma P. Lactobacillus GG effect in increasing IFN-gamma production in infants with cow's milk allergy [J]. Journal of Allergy and Clinical Immunology, 2004, 114 (1): 131-136.

[47]　Viljanen M. Probiotics in the treatment of atopic eczema/dermatitis syndrome in infants: a double-blind placebo-controlled trial [J]. Allergy, 2005, 60 (4): 494-500.

[48]　Niers L. The effects of selected probiotic strains on the development of eczema [J] . Allergy, 2009, 64 (9): 1349-1358.

[49]　Abrahamsson T R. Probiotics in prevention of IgE-associated eczema: A double-blind, randomized, placebo-controlled trial [J]. Journal of Allergy and Clinical Immunology, 2007, 119 (5): 1174-1180.

[50]　Osborn D A, Sinn J K. Probiotics in infants for prevention of allergic disease and food hypersensitivity [J]. Cochrane Database of Systematic Reviews, 2007, 4: 6475.

[51]　Kang B S. Antimicrobial activity of enterocins from Enterococcus faecalis SL-5 against Propionibacterium acnes , the causative agent in acne vulgaris, and its therapeutic effect [J]. Journal of Microbiology, 2009, 47 (1): 101-109.

[52]　Sejong O. Effect of bacteriocin produced by Lactococcus sp. HY 449 on skin-inflammatory bacteria [J]. Food and Chemical Toxicology, 2005, 44 (8): 1184-1190.

[53]　Peral M C. Bacteriotherapy with lactobacillus plantarum in burns [J]. International Wound Journal, 2009, 6 (1): 73-81.

[54]　Nathalie M, Christine M. Prebiotics and lipid metabolism [J]. Curr Opin Lipidol, 2002, 13 (1): 61-67.

[55]　Legettel L C, Lee W H, et al. Story, prebiotics enhance magnesium absorption and inulin-based fibers exert chronic effects on calcium utilization in a postmenopausal rodent model [J]. J Food Sci, 2012, 77 (4): 88-93.

[56]　Cruber C, Van S M, Mosca F, et al. Reduced occurrence of early atopic dermatitis because of immunoactive prebiotics among low-atopy-risk infants [J]. J Allergy Clin Immunol, 2010, 126 (4): 791-797.

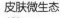

[57] 余傅冰，王华. 微生态制剂防治特应性皮炎研究进展 [J]. 儿科药学杂志，2019，25 (8)：55-57.

[58] Swanson K S, Gibson G R, Hutkins R, et al. The International Scientific Association for Probiotics and Prebiotics (ISAPP) consensus statement on the definition and scope of synbiotics [M]. Nat Rev Gastroenterol Hepatol，2020.

[59] Shimizu M. Amplified fragment length polymorphism of the AWA1 gene of sake yeasts for identification of sake yeast strains [J]. Journal of Bioscience and Bioengineering, 2005, 100 (6)：678-680.

[60] Watson R E, Giriffths C E. Pathogenie aspeets of cutaneous Photoaigng [J]. J Cosmet Dermatol, 2005, 4：230-236.

[61] Ricard-Blum S. The collagen family [J]. Cold Spring Harb Perspect Biol, 2011, 3 (1)：4978.

[62] Bruckner-Tuderman L, Schnyder U W, Winterhalter K H, et al. Tissue form of type Ⅶ collagen from human skin and dermal fibroblasts in culture [J]. Eur J Biochem, 1987, 165 (3)：607-611.

[63] Krutmann J, Schikowski T, Hüls A, et al. Environmentally-induced (extrinsic) skin aging：exposomal factors and underlying mechanisms [J]. J Invest Dermatol, 2021, 141 (4)：1096-1103.

[64] Kong H H, Segre J A. Skin microbiome：looking back to move forward [J]. J Invest Dermatol, 2012, 32 (3)：933-939.

[65] Holland K T, Bojar R A. Cosmetics：what is their influence on the skin microflora [J]. Am J Clin Dermatol, 2002, 3 (7)：445-449.

[66] Ranganathan S, Mukhopadhyay T. Dandruff：the most commercially exploited skin disease [J]. Indian Journal of Dermatology, 2010, 55 (2)：130-134.

[67] Clavaud C, Jourdain R, Bar-Hen A, et al. Dandruff is associated with disequilibrium in the proportion of the major bacterial and fungal populations colonizing the scalp [J]. PLoS One, 2013, 8 (3)：58203.

[68] Cogen A L, Yamasaki K, Sanchez K M, et al. Selective antimicrobial action is provided by phenol-soluble modulins derived from staphylococcus epidermidis, a normal resident of the skin [J]. Journal of Investigative Dermatology, 2010, 130 (1)：192-200.

[69] Gaitanis G, Magiatis P, Hantschke M, et al. The Malassezia genus in skin and systemic diseases [J]. Clinical Microbiology Reviews, 2012, 25 (1)：106-141.

[70] Saunders C W, Scheynius A, Heitman J. Malassezia fungi are specialized to live on skin and associated with dandruff, eczema, and other skin diseases [J]. PLoS Pathogens, 2012, 8 (6)：1002701.

[71] Gibson G R, Roberfroid M B. Dietary modulation of the human colonic microbiota：introducing the concept of prebiotics [J]. J Nutr, 1995, 125：1401-1412.

[72] Roberfoid M B. Prebiotics：the concept revisited [J]. J Nutr, 2007, 137：830S-837S.

[73] Krutmann J. Pre-and probiotics for human skin [J]. J Derma Sci, 2009, 54：1-5.

[74] Gibson G R, Scott K P, Rastall R A, et al. Dietary prebiotics：current status and new definition [J]. Food Science and Technology Bulletin：Functional Foods, 2010, 7 (1)：1-19.

[75] Bindels L B, Delzenne N M, Cani P D, et al. Towards a more comprehensive concept for prebiot-

ics [J]. Nature Reviews Gastroenterology and Hepatology, 2015, 12 (5): 303-310.

[76] Brownawell A M, Caers W, Gibson G R, et al. Prebiotics and the health benefits of fiber: current regulatory status, future research, and goals [J]. Journal of Nutrition, 2012, 142 (5): 962-974.

[77] Rastall R A. Functional oligosaccharides: application and manufacture [J]. Annual Review of Food Science and Technology, 2010, 1: 305-339.

[78] 沈定树, 郑静. 益生元与肠道微生态 [J]. 中国微生态学杂志, 2013, 25 (6): 742-744.

[79] 王雪飞, 李霞, 付文艳, 等. 合生元作用机制及生理功能研究进展 [J]. 中国兽医杂志, 2010, 46 (9): 53-56.

[80] 史同瑞, 刘宇, 王爽, 等. 现代中药发酵技术及其优势 [J]. 中兽医学杂志, 2014, (1): 51-54.

[81] Kristal B S, Yu B P. An emerging hypothesis: synergistic induction of aging by free radicals and Maillard reactions [J]. J Gerontol, 1992, 47 (4): 107-114.

[82] Hypothesis A C. Glucose as a mediator of aging [J]. J Am Geriatr Soc. 1985, 33 (9): 626-634.

[83] Vierkötter A, Schikowski T, Ranft U, et al. Airborne particle exposure and extrinsic skin aging [J]. J Invest Dermatol, 2010, 130 (12): 2719-2726.

[84] Vierkötter A, Krutmann J. Environmental influences on skin aging and ethnic-specific Manifestations [J]. Dermatoendocrinol, 2012, 4 (3): 227-231.

[85] Baumann L. Skin ageing and its treatment [J]. J Pathol, 2007, 211 (2): 241-251.

[86] Rowan-Nash A D, Korry B J, Mylonakis E, et al. Cross-domain and viral interactions in the microbiome [J]. Microbiol Mol Biol Rev, 2019, 83 (1): e00044-18.

[87] Leung M H Y, Tong X, Bastien P, et al. Changes of the human skin microbiota upon chronic exposure to polycyclic aromatic hydrocarbon pollutants [J]. Microbiome. 2020, 8 (1): 100.

[88] Burns E M, Ahmed H, Isedeh P N, et al. Ultraviolet radiation, both UVA and UVB, influences the composition of the skin microbiome [J]. Experimental Dermatology, 2019, 28 (2): 136-141.

[89] Bicknell B, Liebert A, Johnstone D, et al. Photobiomodulation of the microbiome: implications for metabolic and inflammatory diseases [J]. Lasers in Medical Science, 2018, 34: 317-327.

[90] Bosman E S, Albert A Y, Lui H, et al. Skin exposure to narrow band ultraviolet (UVB) light modulates the human intestinal microbiome [J]. Frontiers in Microbiology, 2019, 10 (2410): 1-10.

[91] Ghaly S, Nadeem K, Frances L, et al. Ultraviolet irradiation of skin alters the faecal microbiome independently of Vitamin D in mice [J]. Nutrients, 2018, 10 (8): 1069-1082.

[92] Timm C M, Loomis K, Stone W, et al. Isolation and characterization of diverse microbial representatives from the human skin microbiome [J]. Microbiome, 2020, 8 (1): 58.

[93] Eyerich S, Eyerich K, Traidl-Hoffmann C, et al. Cutaneous barriers and skin Immunity: differentiating a connected network [J]. Trends in Immunology, 2018, 39 (4): 315-327.

[94] Leung M H Y, Tong X, Wilkins D, et al. Individual and household attributes influence the dynamics of the personal skin microbiota and its association network [J]. Microbiome, 2018, 6 (1): 26.

[95] Kim G, Kim M, Kim M, et al. Spermidine-induced recovery of human dermal structure and bar-

rier function by skin microbiome [J]. Communications Biology, 2021, 4 (1): 231-241.

[96] 王若珺, 李若瑜. 皮肤真菌微生态研究进展 [J]. 中国真菌学杂志, 2018, 13 (3): 188-192.

[97] 李瑞盈, 鄢明辉, 游春苹. 肠道-大脑轴与精神疾病肠道微生物的研究进展 [J]. 食品工业科技, 2020, 12: 1-12.

[98] de Vrese M, Schrezenmeir J. Probiotics, prebiotics, and synbiotics [J]. Adv Biochem Engin/Biotechnol, 2008, 111: 1-66.

[99] Singh A, Vishwakarma V, Singhal B. The functional metabolic signatures of probiotics: current state of art and future research priorities-metabiotic [J]. Advances in Bioscience and Biotechnology, 2018, 9: 147-189.

[100] Aguilar-Toalá J E, García-Varela R. Postbiotics: An evolving term within the functional foods field [J]. Trends in Food Science and Technology, 2018, 75: 105-114.

[101] Kong H H, Segre J A. Skin microbiome: looking back to move forward [J]. J Invest Dermatol, 2012, 132 (3 0 2): 933-939.

[102] Lynch D, O'Connor PM, Cotter P D, et al. Identification and characterisation of capidermicin, a novel bacteriocin produced by Staphylococcus capitis [J]. PLoS ONE, 2019, 14 (10): 223541.

[103] Gupta V K, Paul S, Dutta C. Geography, ethnicity or subsistence-specific variations in human microbiome composition and diversity [J]. Front Microbiol, 2017, 8: 1162.

[104] Gibson G R. The International Scientific Association for Probiotics and Prebiotics (ISAPP) consensus statement on the definition and scope of prebiotics [C]. Nature Reviews Gastroenterology& Hepatology, 2017.

[105] Hill C, Guarner F, Reid G, et al. The International Scientific Association for Probiotics and Prebiotics consensus statement on the scope and appropriate use of the term probiotic [C]. Nature Reviews Gastroenterology & Hepatology, 2014, 11 (8): 506-514.

[106] 董银卯, 孟宏, 马来记. 皮肤表观生理学 [M]. 北京: 化学工业出版社, 2018.

[107] Shu M, Wang Y, Yu J, et al. Fermentation of propionibacterium acnes, a commensal bacterium in the human skin microbiome, as skin probiotics against methicillin-resistant staphylococcus aureus [J]. PLoS ONE, 2013, 8 (2): 55380.

[108] Salminen S, Collado M C, Endo A, et al. The International Scientific Association of Probiotics and Prebiotics (ISAPP) consensus statement on the definition and scope of postbiotics [C]. Nat Rev Gastroenterol Hepatol, 2021.

[109] Swanson K S, Gibson G R, Hutkins R, et al. The International Scientific Association for Probiotics and Prebiotics (ISAPP) consensus statement on the definition and scope of synbiotics [C]. Nat Rev Gastroenterol Hepatol, 2020, 17 (11): 687-701.

[110] Marco M L, et al. The International Scientific Association for Probiotics and Prebiotics (ISAPP) consensus statement on fermented foods [C]. Nat Rev Gastroenterol Hepatol, 2021.

[111] 马来记, 刘玉亮. 护肤护发全书 [M]. 北京: 化学工业出版社, 2020.

[112] Marples M J. Life on the human skin [J]. Sci Am, 1969, 220: 108-115.

[113] Schwiertz A. Microbiota of the human body [M]. Cham: Springer, 2016.

[114] Prescott S L, Larcombe D L, Logan A C, et al. The skin microbiome: impact of modern envi-

参考文献

ronments on skin ecology, barrier integrity, and systemic immune programming [J]. World Allergy Organization Journal, 2017, 10: 29.

[115] Schommer N N, Gallo R L. Structure and function of the human skin microbiome [J]. Trends Microbiol, 2013, 21 (12): 660-668.

[116] Liang D, Leung R K K, Guan W, et al. Involvement of gut microbiome in human health and disease: brief overview, knowledge gaps and research opportunities [J]. Gut Pathog, 2018, 10: 3.

[117] Cong J, Zhang X. How human microbiome talks to health and disease [J]. European Journal of Clinical Microbiology & Infectious Diseases, 2018, 37 (9): 1595-1601.

[118] Arck P, Handjiski B, Hagen E, et al. Is there a 'gut-brain-skin axis'? [J]. Experimental Dermatology, 2010, 19 (5): 401-405.

[119] Bowe W P, Logan A C. Acne vulgaris, probiotics and the gut-brain-skin axis-back to the future? [J] Gut Pathogens, 2011, 3: 1.

[120] Vojvodic A, Peric-Hajzler Z, Matovic D, et al. Gut microbiota and the alteration of immune balance in skin eiseases: from nutraceuticals to fecal transplantation [J]. Open Access Macedonian Journal of Medical Sciences, 2019, 7 (18): 3034-3038.

[121] O' Neill A M Gallo R L. Host-microbiome interactions and recent progress into understanding the biology of acne vulgaris [J]. Microbiome. 2018, 6: 177.

[122] Egert M, Simmering R, Riedel C U. The Association of the skin microbiota with health, immunity, and disease [J]. Clin Pharmacol Ther. 2017, 102 (1): 62-69.

[123] Zapata H J, Quagliarello V J. The microbiota and microbiomein aging: potential implications in health and age-related diseases [J]. J Am Geriatr Soc, 2015, 63 (4): 776-781.

[124] 郭晓奎, 陈倩. 人体微生态学研究进展 [J]. 中华消化杂志, 2018, 38 (11): 747.

[125] Balvanera P, Pfisterer A B, Buchmann N, et al. Quantifying the evidence for biodiversity effects on ecosystem functioning and services [J]. Ecology Letters, 2006, 9: 1146-1156.

[126] Lefcheck J S, Byrnes J E K, Isbell F, et al. Biodiversity enhances ecosystem multifunctionality across trophic levels and habitats [J]. Nature communications, 2015, 6: 6936.

[127] Blaser M J, Falkow S. What are the consequences of the disappearing human microbiota? [J]. Nature Review Microbiology, 2009, 7: 887.

[128] Orgel L E. On the origin of life on earth [J]. Sci Am, 1994, 1 (4): 76-83.

[129] Trevors J T. The subsurface origin of microbial life on the Earth [J]. Research in Microbiology, 2002, 153: 487-491.

[130] Grogan M D, Bartow-McKenney C, Flowers L, et al. Research techniques made simple: profiling the skin microbiota [J]. Journal of Investigative Dermatology, 2019, 139 (4): 747-752.

[131] van den Nieuwboer M and Claassen E. Dealing with the remaining controversies of probiotic safety [J]. Beneficial Microbes, 2019, 10 (6): 605-616.

[132] Migacz-Gruszka K, Branicki W, Obtulowicz A, et al. What's new in the pathophysiology of alopecia areata? The possible contribution of skin and gut microbiome in the pathogenesis of alopecia-big opportunities, big challenges, and novel perspectives [J]. Int J Trichology, 2019, 11 (5):

185-188.

[133] Fyhrquist N. The human microbiota and its relationship with allergies [J]. Gastroenterol Clin N Am, 2019, 48: 377-387.

[134] Szántó M, Dózsa A, Antal D, et al. Targeting the gut-skin axis-Probiotics as new tools for skin disorder management? [J] Experimental Dermatology, 2019, 00: 1-9.

[135] Kim H J, Kim J J, Myeong N R, et al. Segregation of age-related skin microbiome characteristics by functionality [J]. Sci Rep, 2019, 9 (1): 16748.

[136] Dreno B. What is new in the pathophysiology of acne, an overview [J]. JEADV, 2017, 31 (Suppl5), 8-12.

[137] Tkachenko N, Chagarovskyi O. "Lving" and "probiotic" cosmetics: modern view and defenitions [J]. Food Science and Technology December, 2017, 11 (4).

[138] T van der Kolk N, van der Wall H E C, Balmforth C, et al. A systematic literature review of the human skin microbiome as biomarker for dermatological drug development [J]. Br J Clin Pharmacol, 2018, 84: 2178-2193.

[139] Sikora N C, Vargas F, Dohke M K. Skin aging and beauty-exploring the gut microbiota connection [J]. Journal of Aesthetic & Reconstructive Surgery, 2019, 5 (1): 1.

[140] Paus R, Theoharides T C, et al. Neuroimmunoendocrine circuitry of the 'brain-skin connection' [J]. TRENDS in Immunology, 2006, 27 (1): 1.

[141] Alexopoulos A, Chrousos G P. Stress-related skin disorders [J]. Rev Endocr Metab Disord, 2016, 17 (3): 295-304.

[142] Hunter H J A, Momen S E, Kleyn C E. The impact of psychosocial stress on healthy skin [J]. Clinical and Experimental Dermatology, 2015, 40: 540-546.

[143] Slominski A T, et al. Sensing the environment: regulation of local and global homeostasis by the skin's neuroendocrine system [J]. Adv Anat Embryol Cell Biol, 2012, 212: 115.

[144] Kim H S, Yosipovitch G. The skin microbiota and itch: is there a link? [J] J. Clin. Med, 2020, 9: 1190.

[145] Wang Q, Cui S, Zhou L, et al. Effect of cosmetic chemical preservatives on resident flora isolated from healthy facial skin [J]. J Cosmet Dermatol, 2018, 1: 7.

[146] Gupta V K, Paul S, Dutta C. Geography, ethnicity or subsistence-specific variations in human microbiome composition and diversity [J]. Front Microbiol, 2017, 8: 1162.

[147] Troccaz M, Gaïa N, Beccucci S, et al. Mapping axillary microbiota responsible for body odours using a culture-independent approach [J]. Microbiome, 2015, 3: 3.

[148] Payne J L, Bachan A, Heim N A, et al. The evolution of complex life and the stabilization of the Earth system [J]. Interface Focus, 2020, 10 (4).

[149] Fierer N, Lauber C L, Zhou N, et al. Forensic identification using skin bacterial communities [J]. Proc Natl Acad Sci U S A, 2010, 107 (14): 6477-6481.

[150] Schmedes S E, Woerner A E, Budowle B, et al. Forensic human identification using skin microbiomes [J]. Appl Environ Microbiol, 2017, 83 (22): 1672-17.

[151] Ana Neckovic, Roland A. H. van Oorschot, Bianca Szkuta, et al. Challenges in Human Skin Mi-

参考文献

crobial Profiling for Forensic Science A Review [J]. Genes (Basel). 2020, 11 (9): 1015.

[152] Walker A W. Studying the human microbiota [j]. Adv Exp Med Biol, 2016, 902: 5-32.

[153] Fregoso D R, Hadian Y, Gallegos A C, et al. Skin-brain axis signaling mediates behavioral changes after skin wounding [J]. Brain Behav Immun Health, 2021, 15: 100279.

[154] Chen Y, Lyga J. Brain-skin connection: stress, inflammation and skin aging [J]. Inflamm Allergy Drug Targets, 2014, 13 (3): 177-190.

[155] 陈声明, 吴甘霖. 微生物生态学导论 [M]. 北京: 高等教育出版社, 2015.

[156] Racine P-J, Janvier X, Clabaut M. Dialog between skin and its microbiota: Emergence of "Cutaneous Bacterial Endocrinology" [J]. Experimental Dermatology, 2020, 29 (9): 790-800.

[157] Lyte J M, Lyte M. Review: microbial endocrinology: intersection of microbiology and neurobiology matters to swine health from infection to behavior [J]. Animal, 2019, 13 (11): 2689-2698.

[158] Alexandre-Silvaa G M, Brito-Souzaa P A, et al. The hygiene hypothesis at a glance: Early exposures, immune mechanism and novel therapies [J]. Acta Tropica, 2018, 188: 16-26.

[159] Hunter H J A, Momen S E, Kleyn C E. The impact of psychosocial stress on healthy skin [J]. Clinical and Experimental Dermatology, 2015, 40: 540-546.

[160] Mayer E A, Tillisch K, Gupta A, et al. Gut-brain axis and the microbiota [J]. J Clin Invest, 2015, 125 (3): 926-938.

[161] 张学军, 刘维达, 何春涤. 现代皮肤病学基础 [M]. 北京: 人民卫生出版社, 2001.

[162] Farzin Khorvash, Fatemeh Abdi, Hessam H. Kashani, et al. Staphylococcus aureus in Acne Pathogenesis: A Case-Control Study [J]. N Am J Med Sci, 2012, 4 (11): 573-576.

[163] Benhadou F, et al. Psoriasis and Microbiota: A Systematic Review [J]. Diseases, 2018, 6 (2): 47.

[164] Laurent Misery, Sonja Ständer, Jacek C Szepietowski, et al. Definition of Sensitive Skin: An Expert Position Paper from the Special Interest Group on Sensitive Skin of the International Forum for the Study of Itch [J]. Acta Derm Venereol, 2017, 97 (1): 4-6.

[165] 李楠, 刘振民. 益生菌与功能发酵乳开发研究进展 [J]. 乳业科学与技术, 2020, 43 (3): 31.

[166] Nan Li, Yuanlong Wang, Ping Zhu, et al. Improvement of exopolysaccharide production in Lactobacillus casei LC2W by overexpression of NADH oxidase gene [J]. Microbiol Res, 2015, 171 (73): 7.